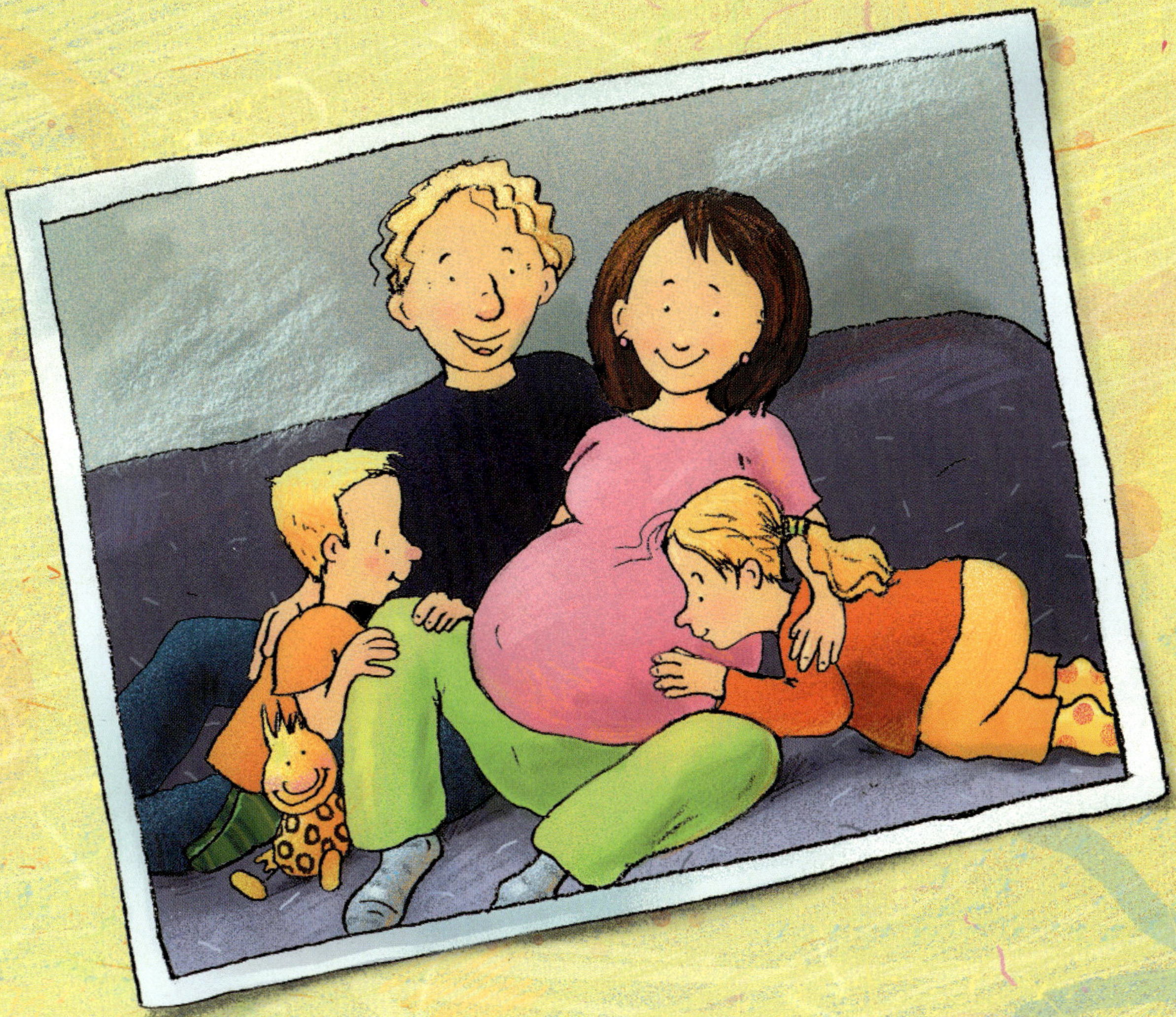

Von Nele Moost und Michael Schober
bei Thienemann bereits erschienen:

Der kleine Frosch und der große Zauberer
Die Schnullerverschwörung

Die Deutsche Bibliothek – CIP-Einheitsaufnahme
Ein Titeldatensatz für diese Publikation
ist bei Der Deutschen Bibliothek erhältlich

Moost, Nele / Schober, Michael:
Knuffel wächst in Mamas Bauch
ISBN 3 522 43324 6

Einbandtypografie: Michael Kimmerle, Stuttgart
Innentypografie: Bettina Wahl, Salem
Schrift: Sniff, Chinacat, Dolores
Reproduktion: Photolitho AG, Gossau/Zürich
Druck und Bindung: J. P. Himmer, Augsburg

5 4 3 2 1* 01 02 03 04 05

Thienemann im Internet: www.thienemann.de

Nele Moost / Michael Schober

Knuffel

wächst in Mamas Bauch

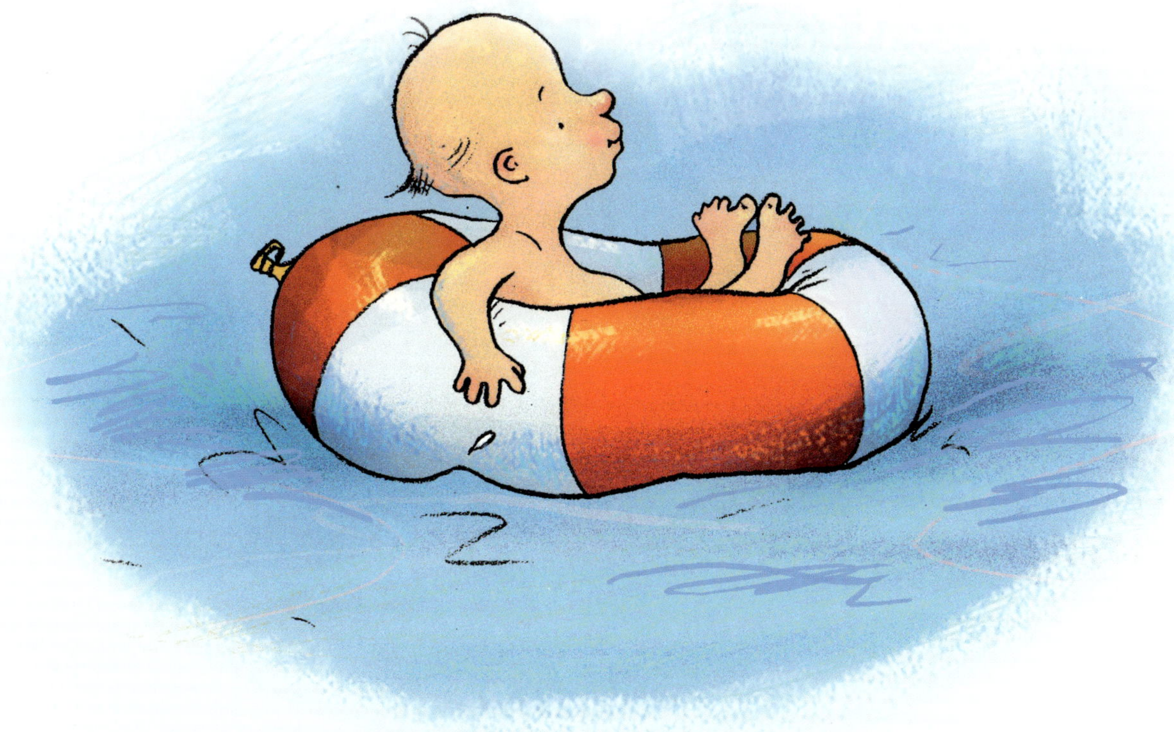

Thienemann

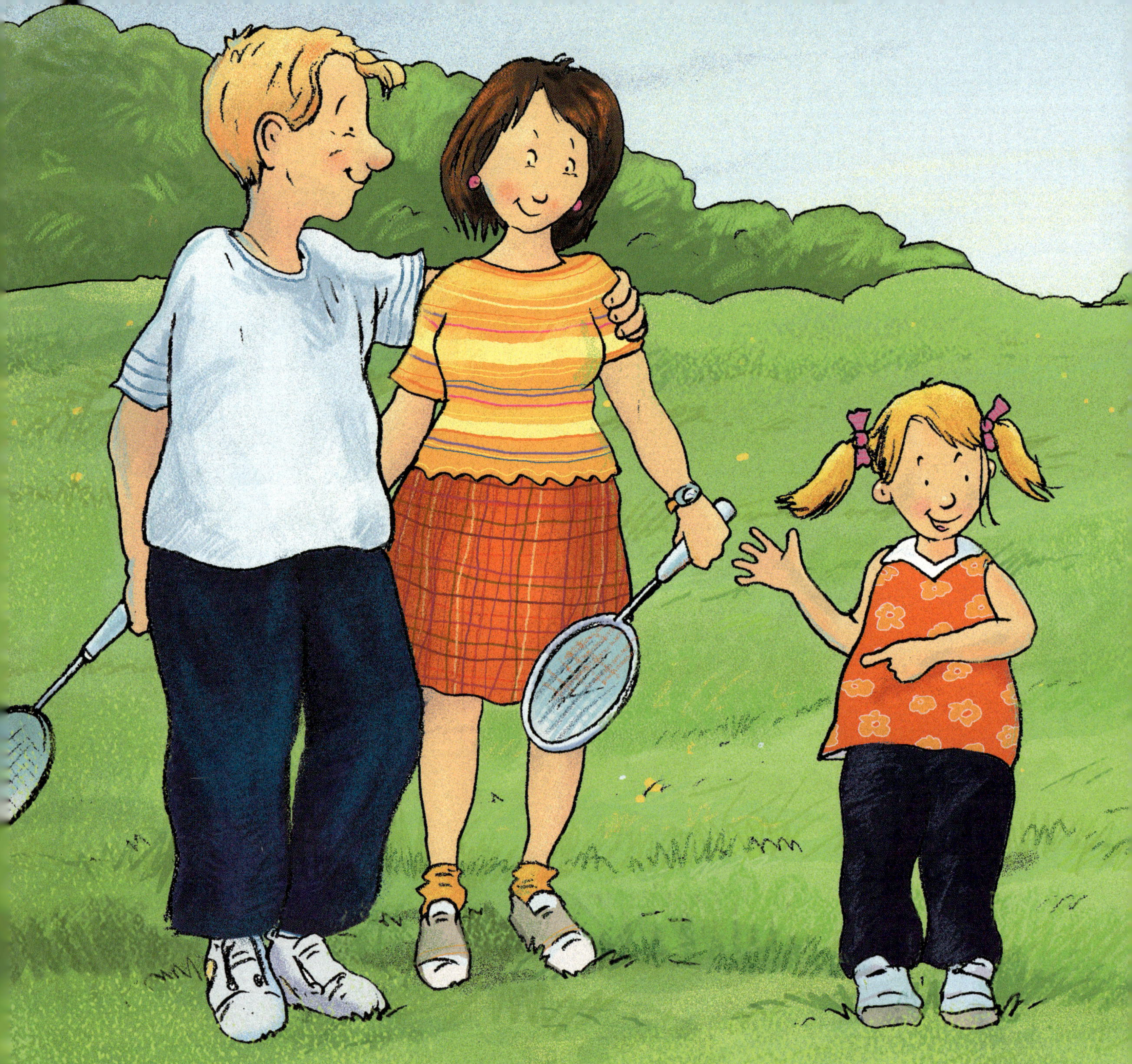

Olli kommt aufgeregt angelaufen. »Mama, die Frau will uns den kleinen Hund schenken.«
»Das geht nicht«, antwortet Mama. »Ich habe nämlich eine Überraschung für euch. Wir bekommen ein Baby.«
»Ich will aber kein Baby, ich will den Hund«, protestiert Olli.
»Und ich will das Baby«, widerspricht Meike.
»Immer du«, schreit Olli und schon haben sich die beiden Kinder in der Wolle.

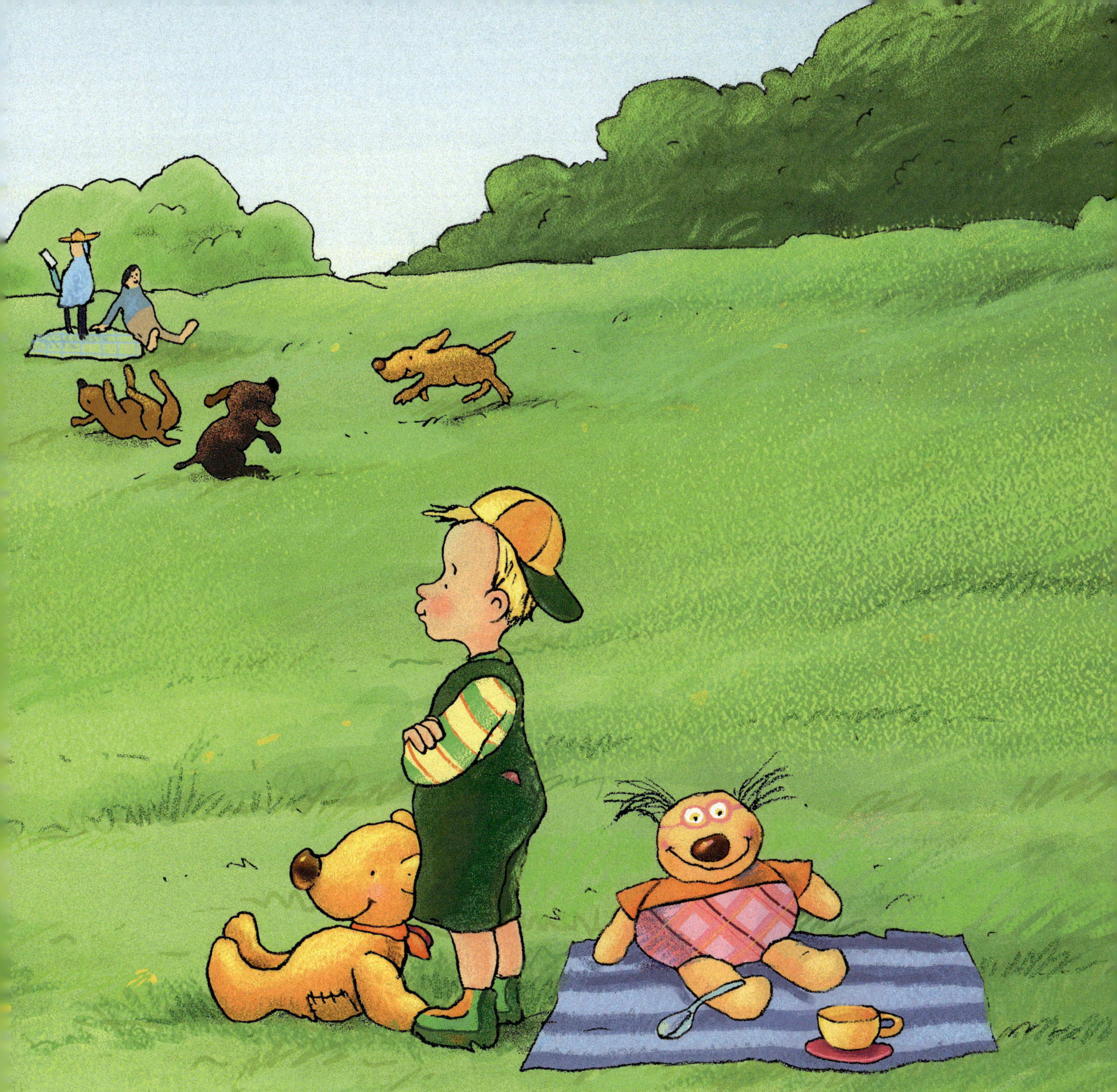

Schließlich ist Olli mit dem Baby einverstanden, aber nur, wenn er es aussuchen darf, wenn es gekauft wird.
»Das geht nicht«, sagt Mama schon wieder.
»Das Baby wird nicht gekauft«, erklärt Meike. »Es wächst in Mamas Bauch.«
»Ist das wahr?«, fragt Olli.
Als Papa jetzt auch noch nickt, ist Olli platt.

Olli starrt auf Mamas Bauch. »Wo ist das Baby denn? Ich seh ja gar nichts.«

»Es ist noch ganz klein«, antwortet Mama.

»Wie klein?«, will Olli wissen.

»So groß wie die Erbse«, erklärt Mama.

»Meike, hast du das gewusst?«, fragt Olli. »Mama hat eine Erbse im Bauch.«

Meike schüttelt den Kopf.

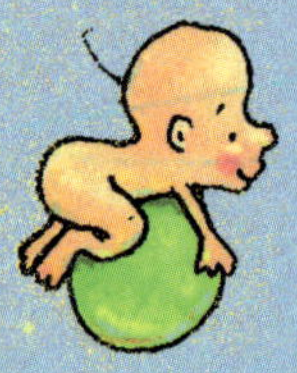

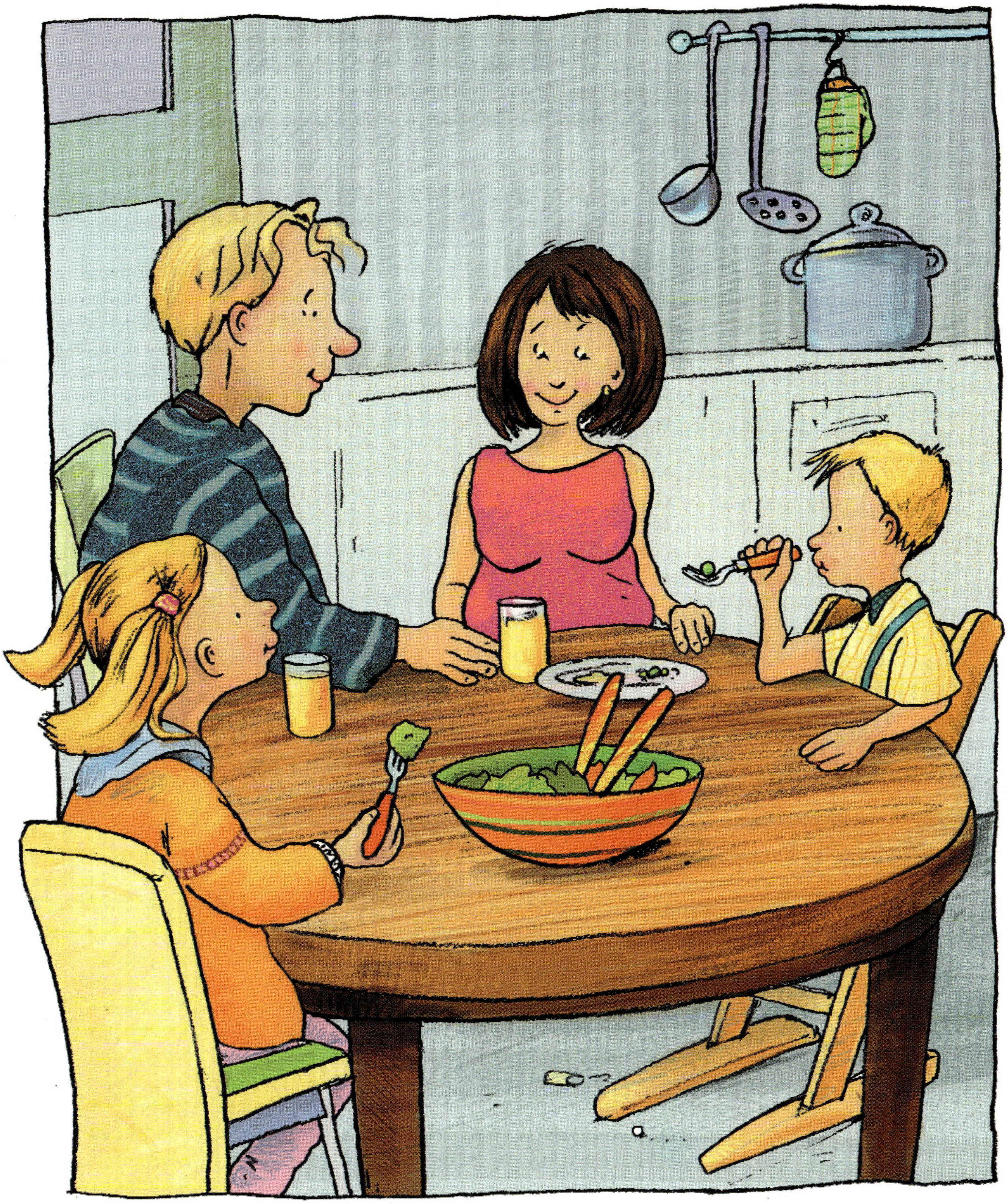

Dann fragt sie, ob sie die gute Nachricht morgen in der Schule erzählen darf.
»Natürlich«, sagt Papa, »wir sind doch alle ganz stolz darauf.«
»Auf die Erbse?«, fragt Olli verwundert.

Einen Monat später besuchen sie Oma.

Olli streichelt Mamas Bauch. »Hallo, kleine Kullererbse!«, ruft er.

»Nichts da Kullererbse«, sagt Papa. »Das Baby ist schon so groß wie dieses Bonbon.«

»Hallo, kleines Lutschbonbon«, sagt Olli. »Wie bist du denn da reingekommen?«

»Das zeichne ich am besten auf«, meint Papa und holt einen großen Bogen Papier.

»Meike, komm schnell!«, ruft Olli. »Papa malt ein Liebespaar!«

»Iiih, die sind ja nackt!«, ruft Meike.

»Was ist der Unterschied?«, fragt Papa.

»Die Frau hat einen Busen«, ruft Olli.

»Der Mann ist oben ganz platt«, sagt Meike. »Dafür hat er unten ein Glied. So wie Olli.«

»Und die Frau hat eine Spalte«, erklärt Olli. »So wie Meike.«

»Manchmal haben wir Lust uns zu streicheln und zu küssen«, erzählt Mama.

»Dabei wird Papas Glied steif und gleitet in meine Spalte.«

»Warum denn?«, fragt Olli.

»Einfach so«, sagt Papa, »weil es Spaß macht.«

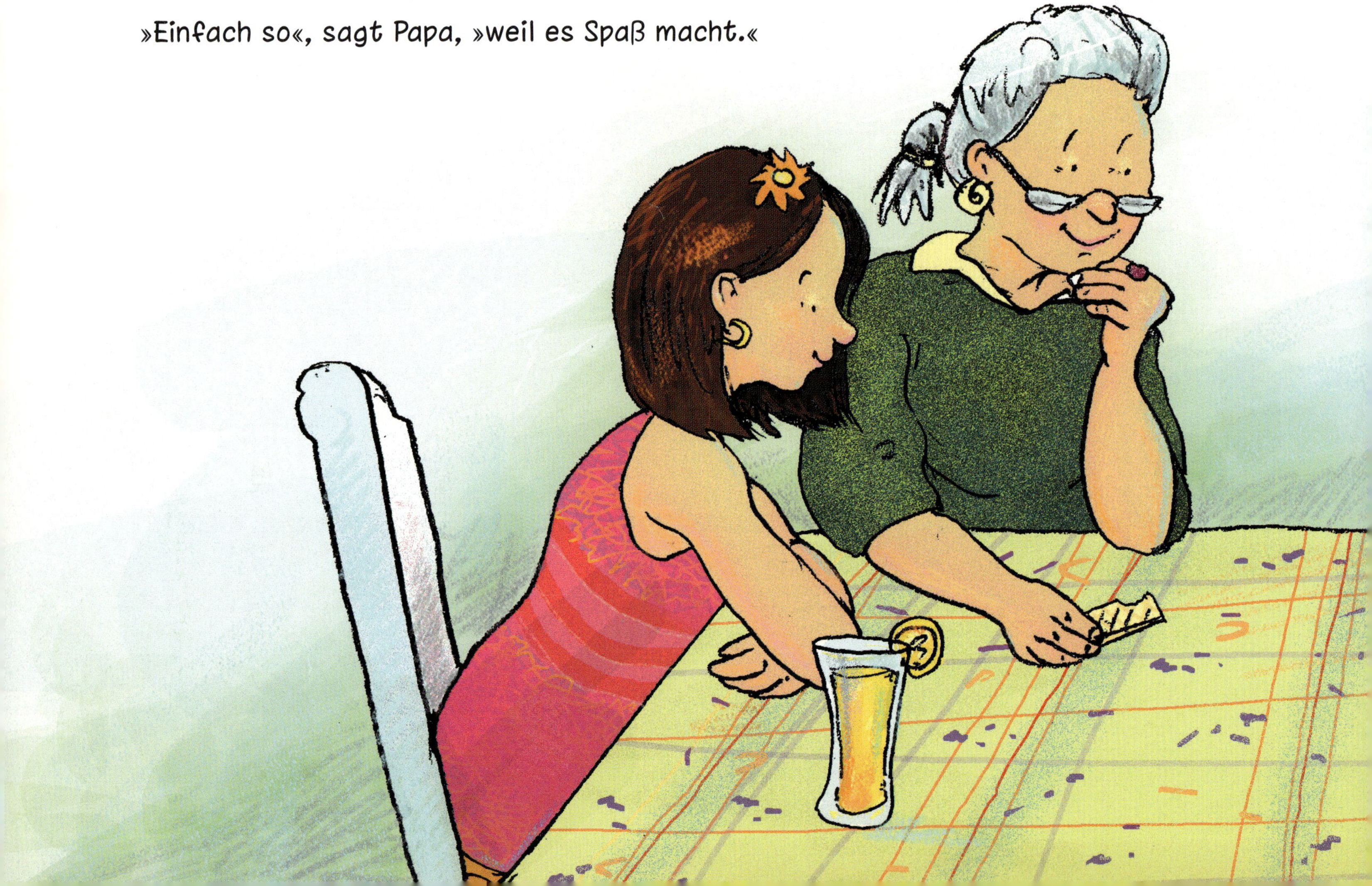

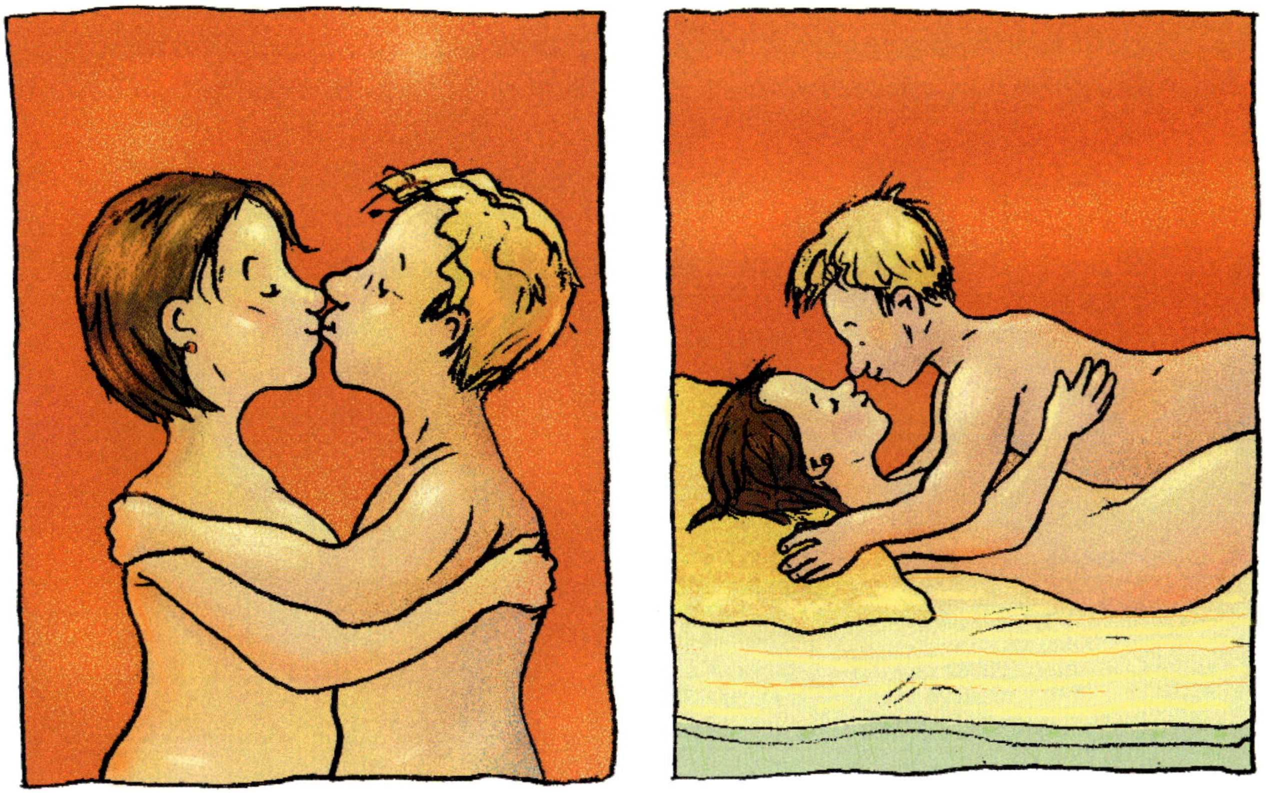

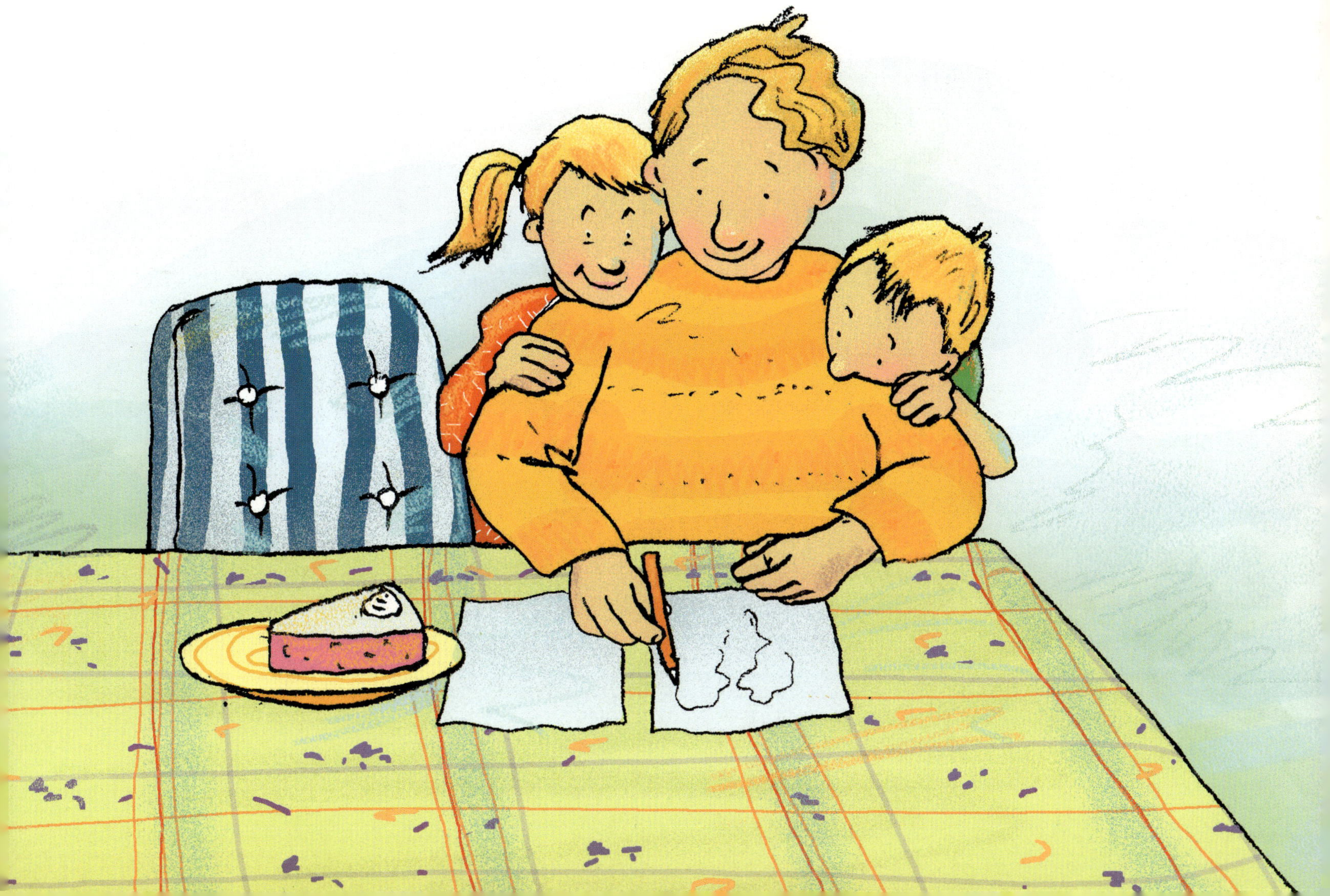

»Und wie geht's weiter?«, fragt Meike neugierig.
»Wenn es am schönsten ist, strömt eine Flüssigkeit mit Samen aus dem Glied des Mannes«, sagt Papa.
»Manchmal hat die Frau ein Ei in ihrem Bauch. Und wenn der Samen mit dem Ei zusammentrifft, entsteht ein Baby«, erklärt Mama. »Habt ihr das verstanden?«

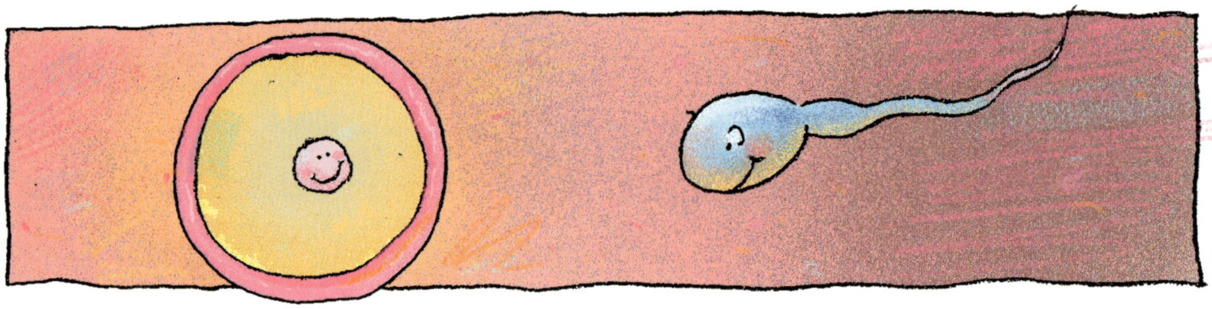

Meike und Olli zucken mit den Schultern.
»Eigentlich nicht so richtig«, gibt Meike zu.
Da schenkt Oma jedem Kind einen Blumentopf und streut Samen in die Erde.
»Seht ihr, und daraus wachsen jetzt Pflanzen«, sagt sie.
»Und Omas Henne Gertrud hat im Frühjahr aus ihren Eiern Küken ausgebrütet«, sagt Papa.
»Aha«, meint Olli. »Mama brütet ein Ei aus. Musst du denn jetzt auch immer auf dem Ei sitzen, so wie Gertrud?«
»Nein«, sagt Mama. »Frauen tragen das Ei im Bauch, in der Gebärmutter.«

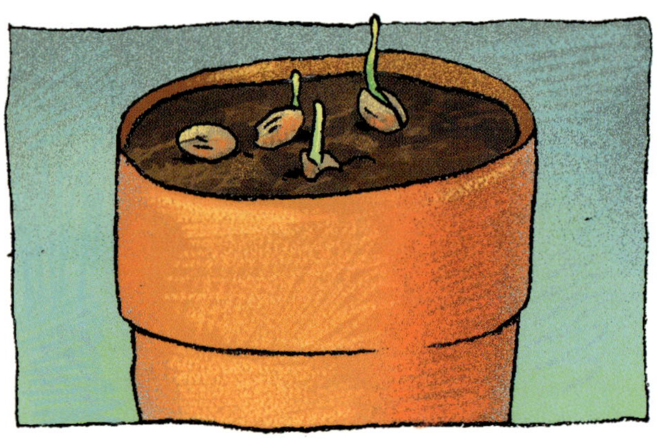

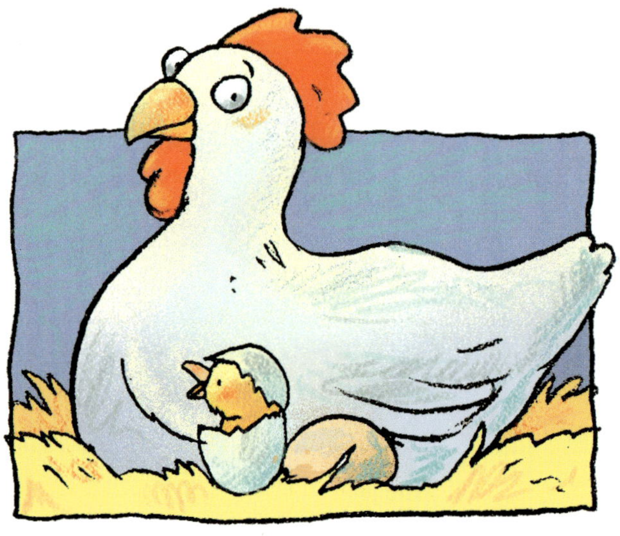

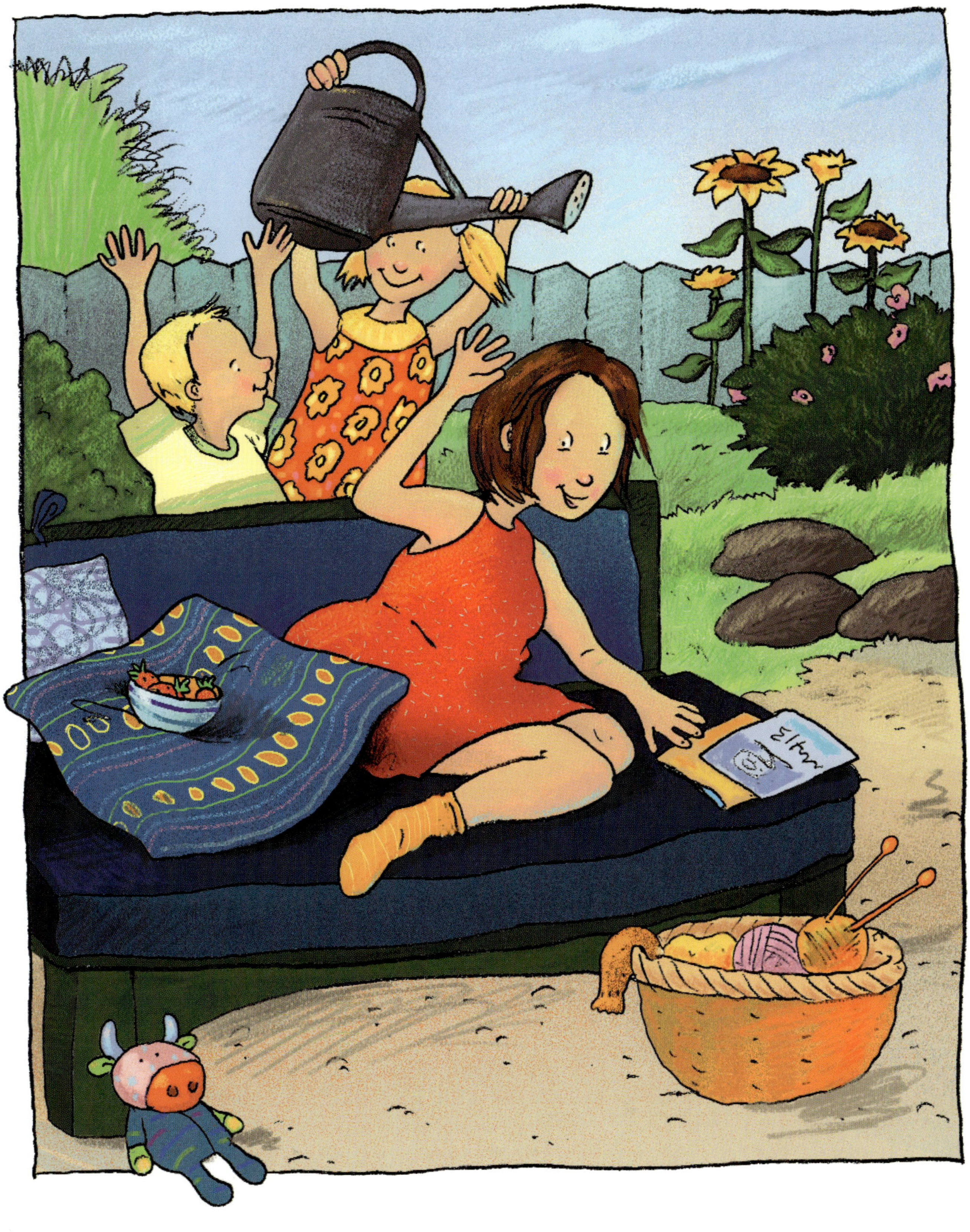

»Und sollen wir dich jetzt ein bisschen gießen?«, fragt Meike und hält Mama die Gießkanne über den Kopf.

»Wehe!«, ruft Mama und lacht.

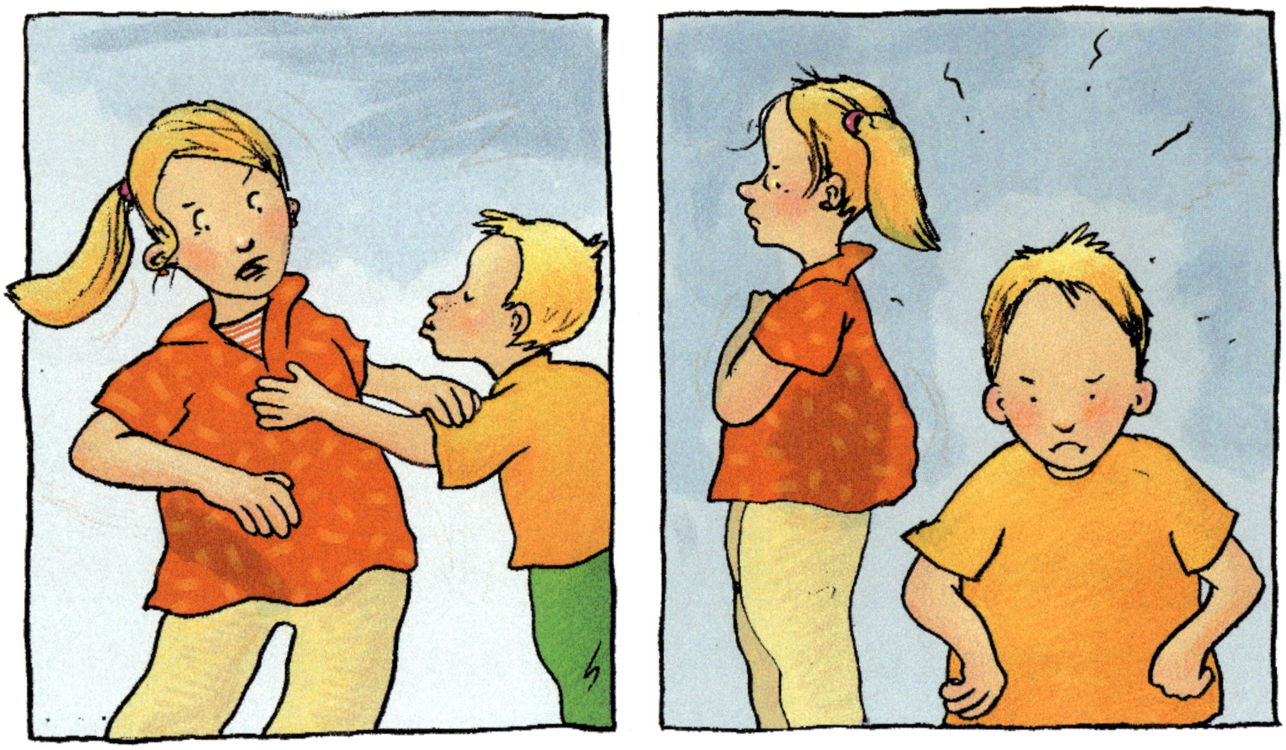

Als sie nach Hause kommen, ist Mama völlig erschöpft.
Ganz im Gegensatz zu Olli.
»Ich will auch ein Baby im Bauch haben!«, ruft er.
»Das können nur Frauen wie Mama und ich«, erklärt Meike.
»Alles klar«, ruft Olli. »Dann machen wir das jetzt bei dir. Zuerst muss ich dich küssen.«
»Lass das«, erwidert Meike und schubst Olli weg.
»Mama, Meike will mich hauen«, jammert Olli.
»Meike, lass deinen kleinen Bruder in Ruhe«, schimpft Mama.
»Wenn der so blöd ist«, schreit Meike.
»Hört mit dem Krach auf«, schimpft Mama. »Ihr nervt mich. Ihr könnt erst Babys kriegen, wenn ihr groß seid.«
»Hast du uns jetzt nicht mehr lieb?«, fragen die Kinder.
»Doch.« Mama lacht und nimmt beide in den Arm. »Mir ist nur manchmal ein bisschen schlecht. Mein Körper muss sich erst noch auf seinen Mitbewohner einstellen.«

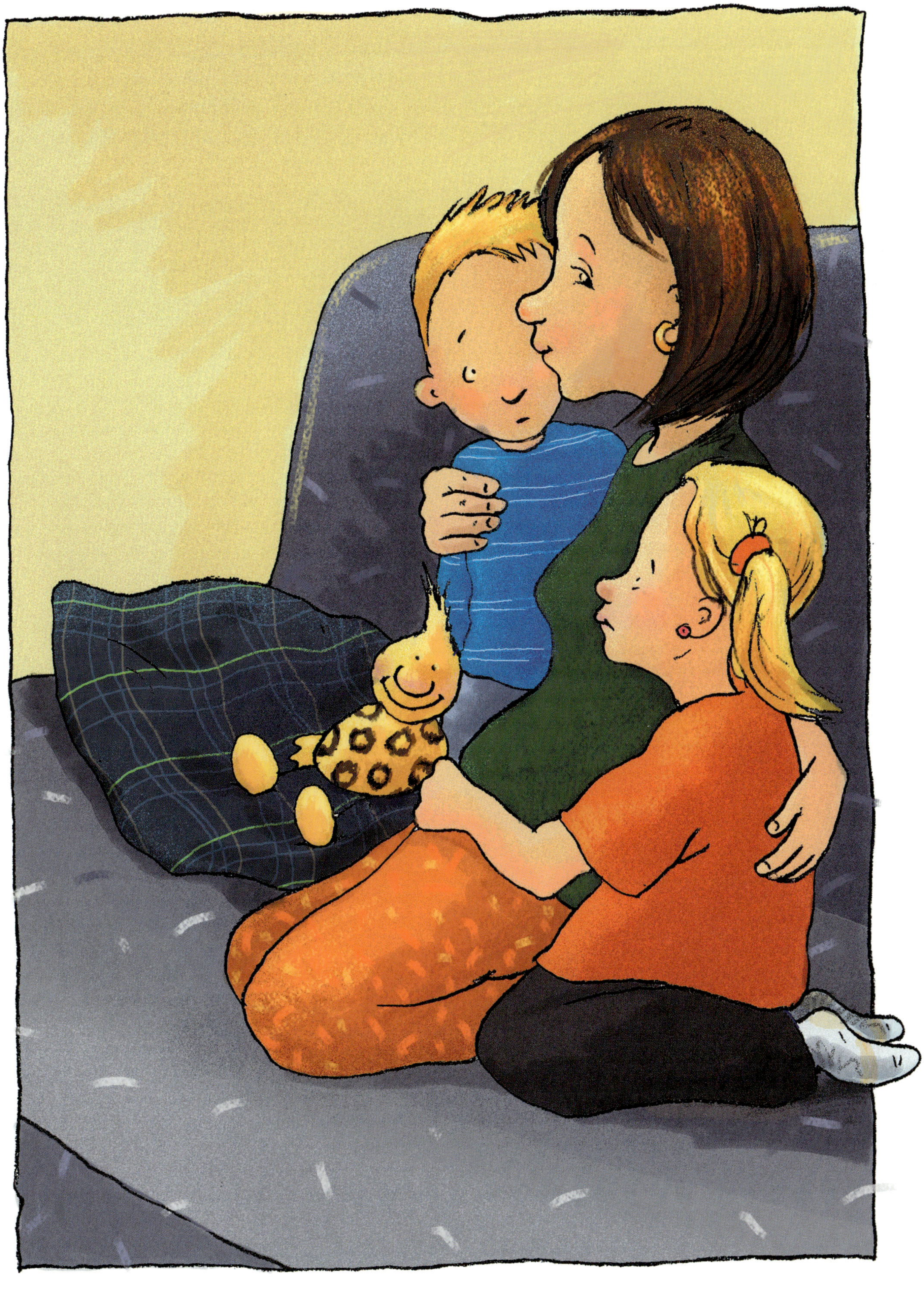

3. Monat

Das Baby schwimmt im warmen
Wasser.
Es kann schon die Stirn runzeln
und einen Schmollmund machen.

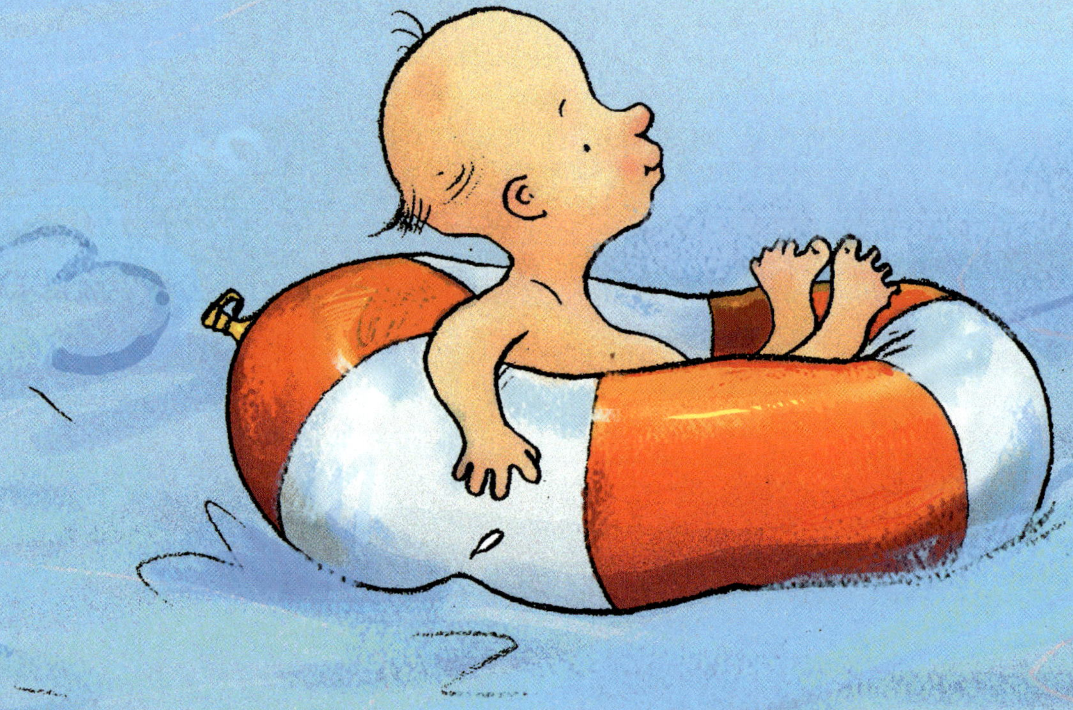

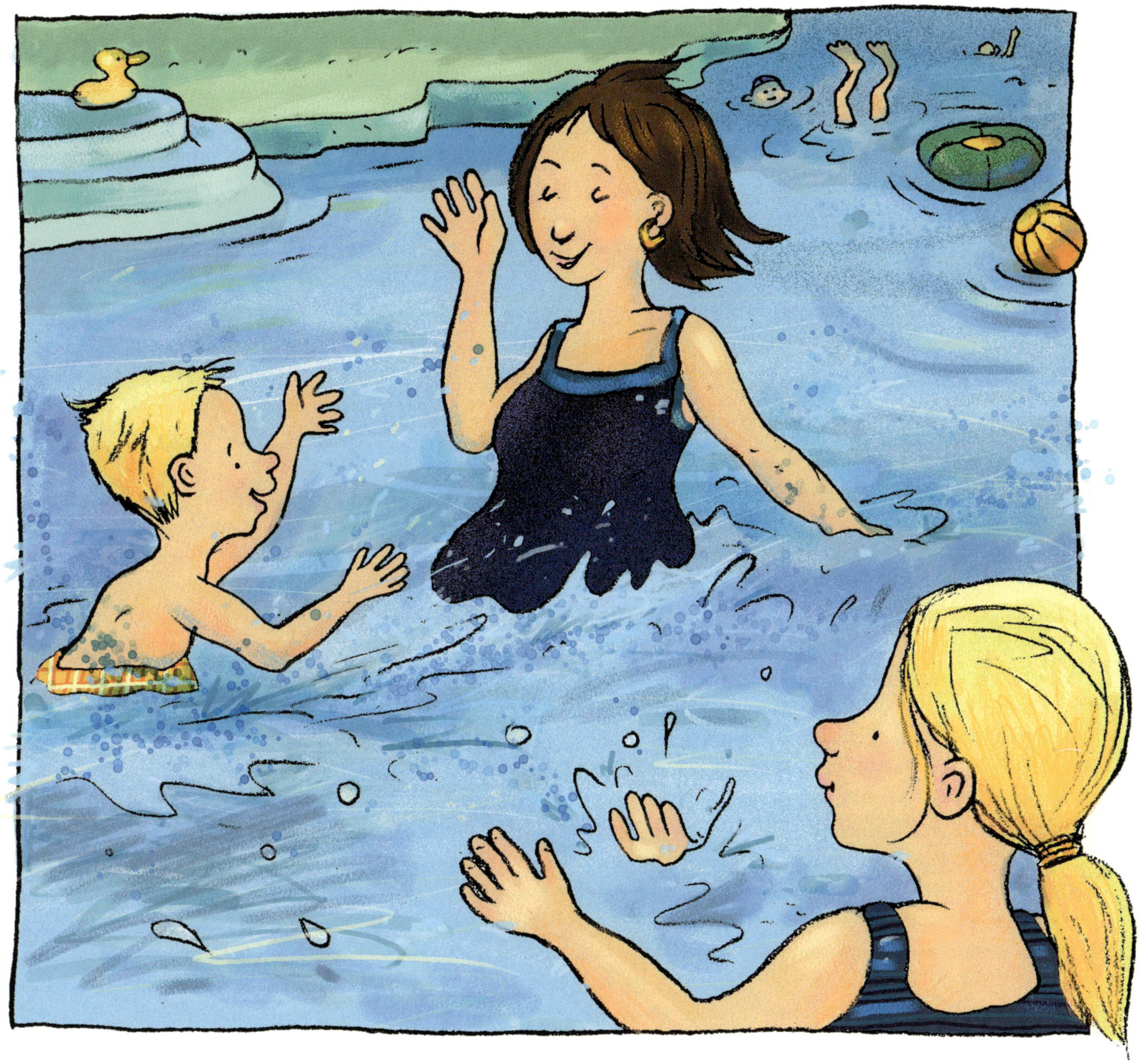

Einen Monat später gehen alle baden.
Olli fasst an Mamas Bauch. »Na, du kleines Lutschbonbon«, sagt er zu dem Baby.
»Von wegen Lutschbonbon. Jetzt ist Knuffel schon größer als deine Hand«, erklärt Mama.
»Aber im Wasser plantschen kann er nicht«, erwidert Olli.
»Doch«, sagt Mama, »er schwimmt die ganze Zeit im warmen Wasser.«
Olli und Meike tuscheln miteinander. Sie finden, sie sollten Mama doch mal ein bisschen gießen, damit das Baby besser wächst. Und schon gibt es eine wilde Wasserschlacht.

4. Monat

Das Baby hat schon Haare. Es wird durch die Nabelschnur gefüttert und trinkt ab und zu einen Schluck Wasser.

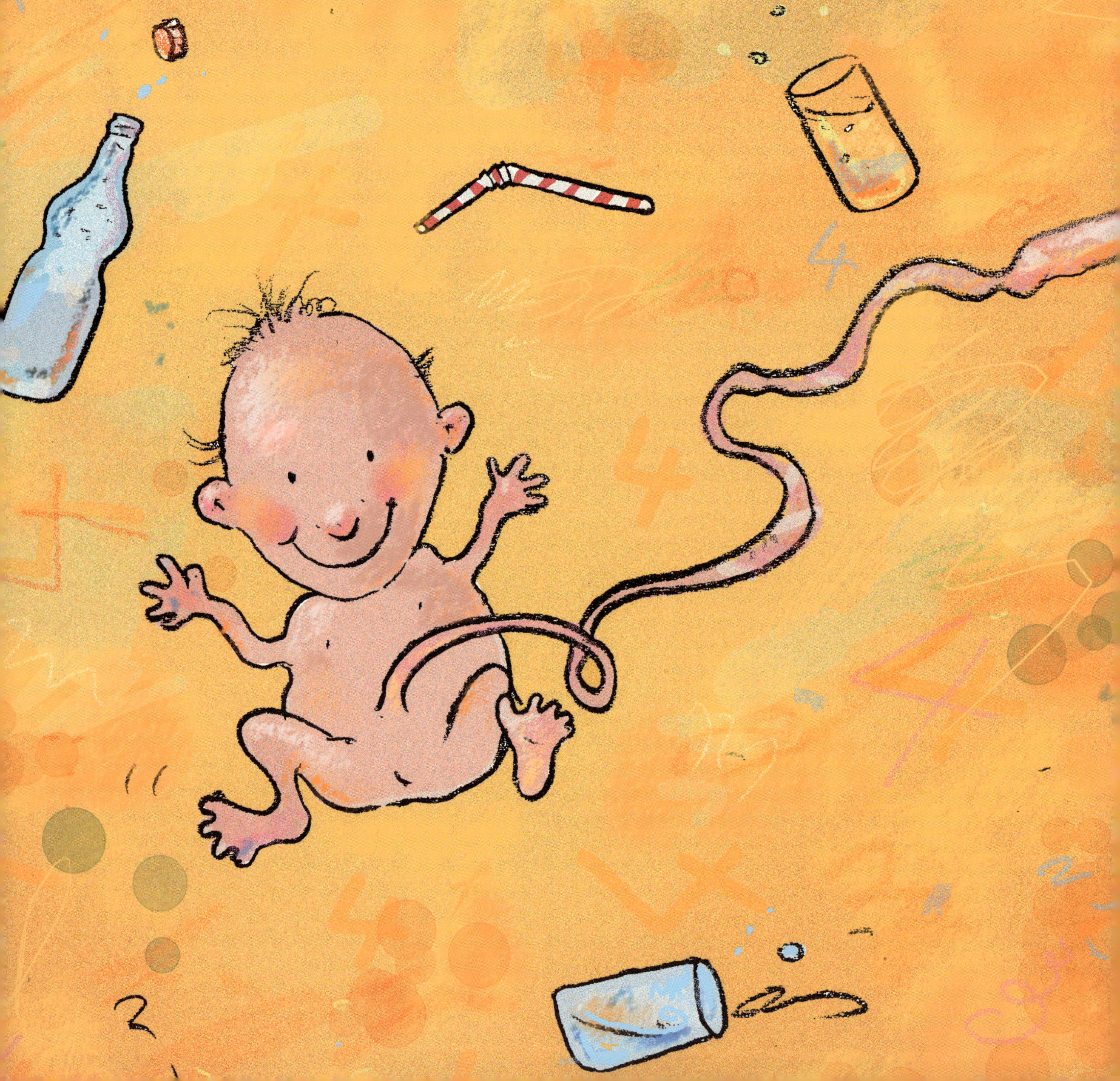

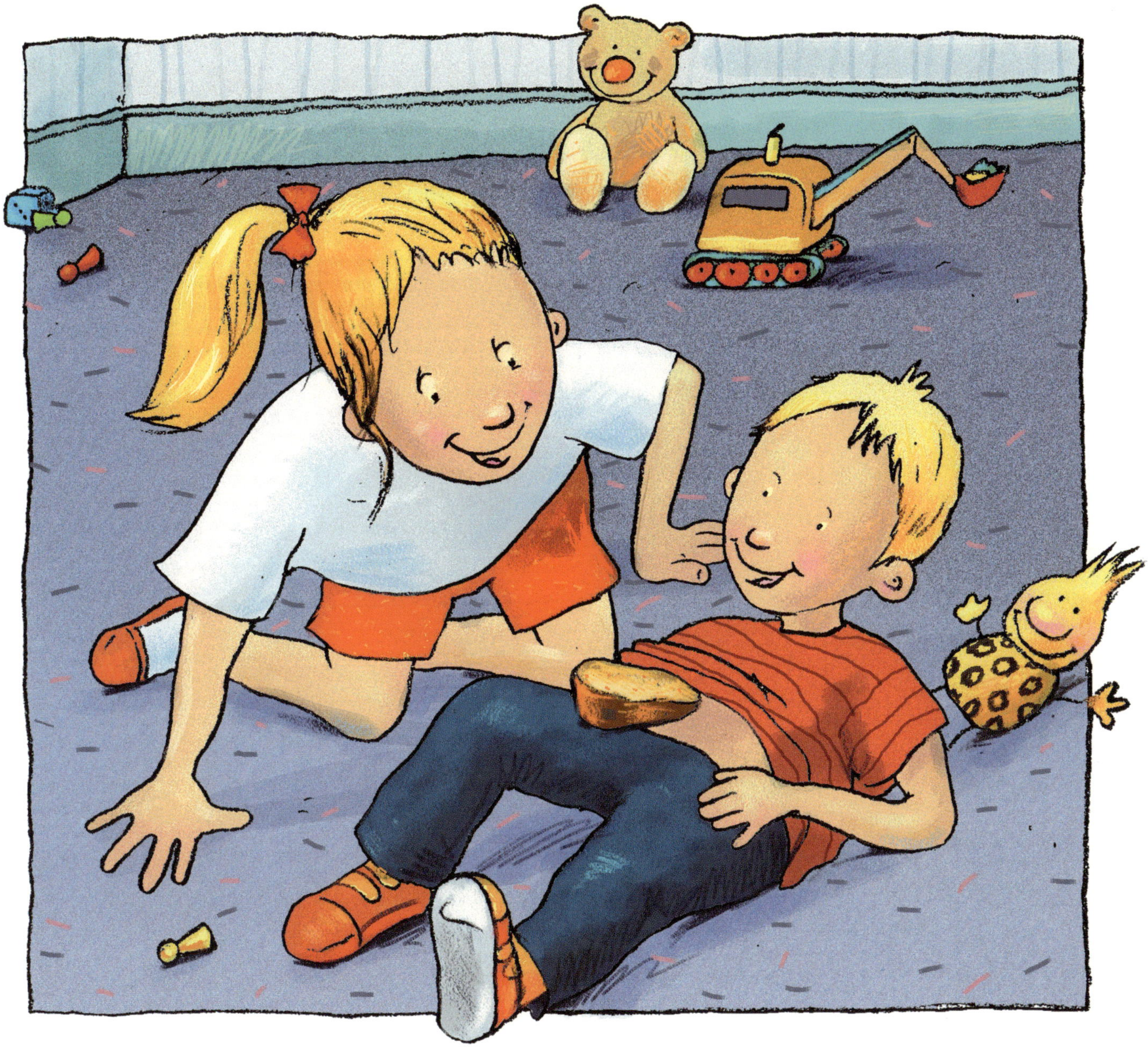

Mama nimmt sich das letzte Stück Kuchen.
»Das ist meins, Mama. Du hattest schon zwei«, protestiert Meike.
»Oh, entschuldige«, sagt Mama, »das habe ich gar nicht gemerkt.«
»Isst Knuffel auch Kuchen?«, will Olli wissen.
»Na klar«, sagt Mama. »Knuffel und ich sind durch einen Schlauch miteinander verbunden. Das ist die Nabelschnur. Siehst du, da, wo dein Bauchnabel ist, hattest du auch mal eine Nabelschnur.«
»He, Meike, willst du mal Kuchen aus der Nabelschnur?«, fragt Olli und legt sich ein Stück Kuchen auf den Bauch.
Meike stürzt sich auf den Kuchen.

5. Monat

Knuffel strampelt und schlägt Purzelbäume. Er kann eine Faust machen und boxen und am Daumen lutschen.

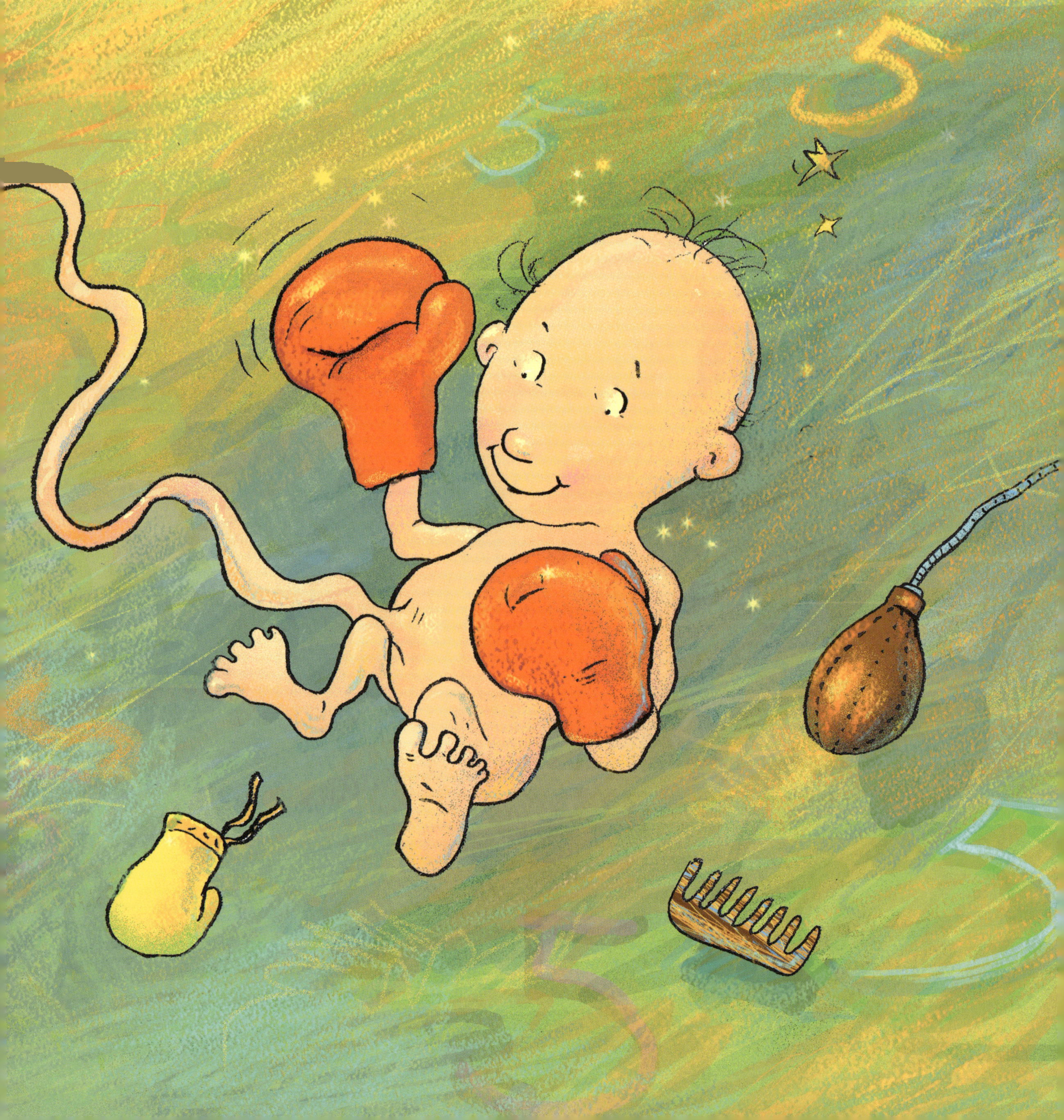

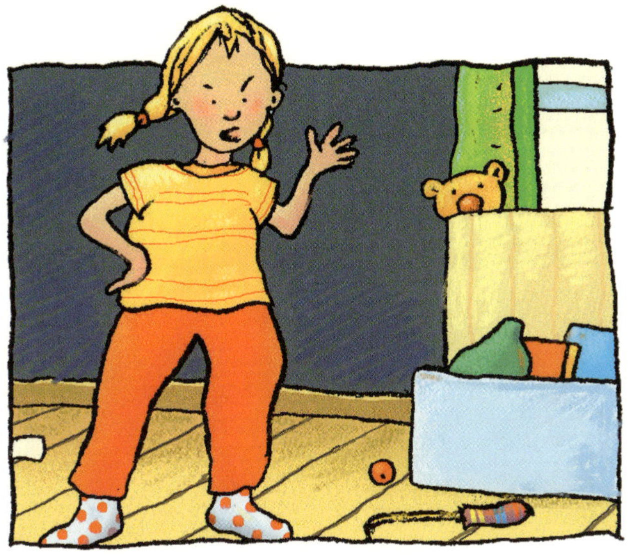

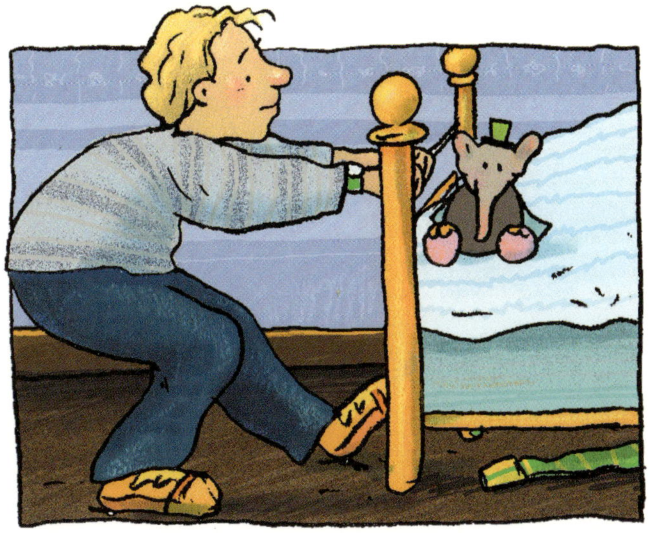

Einen Monat später wird umgeräumt. Meike und Olli ziehen ins große Schlafzimmer. Mama und Papa ziehen in Meikes Zimmer. Und in Ollis altem Zimmer wird Knuffel wohnen.

»Warum kriegt das Baby denn ein Zimmer für sich allein?«, fragt Meike.

»Damit es euch nicht stört, wenn es schreit«, erklärt Papa.

»Schreit das Baby jetzt auch?«, fragt Olli.

»Wahrscheinlich nuckelt es ein bisschen am Daumen«, vermutet Papa.

»Ich darf nie am Daumen nuckeln«, beschwert sich Olli.

»Du hast so viele Spielsachen«, erwidert Papa. »Das Baby hat nur seine Finger zum Spielen.«

Da schenkt Olli dem Baby seinen Wuschel.

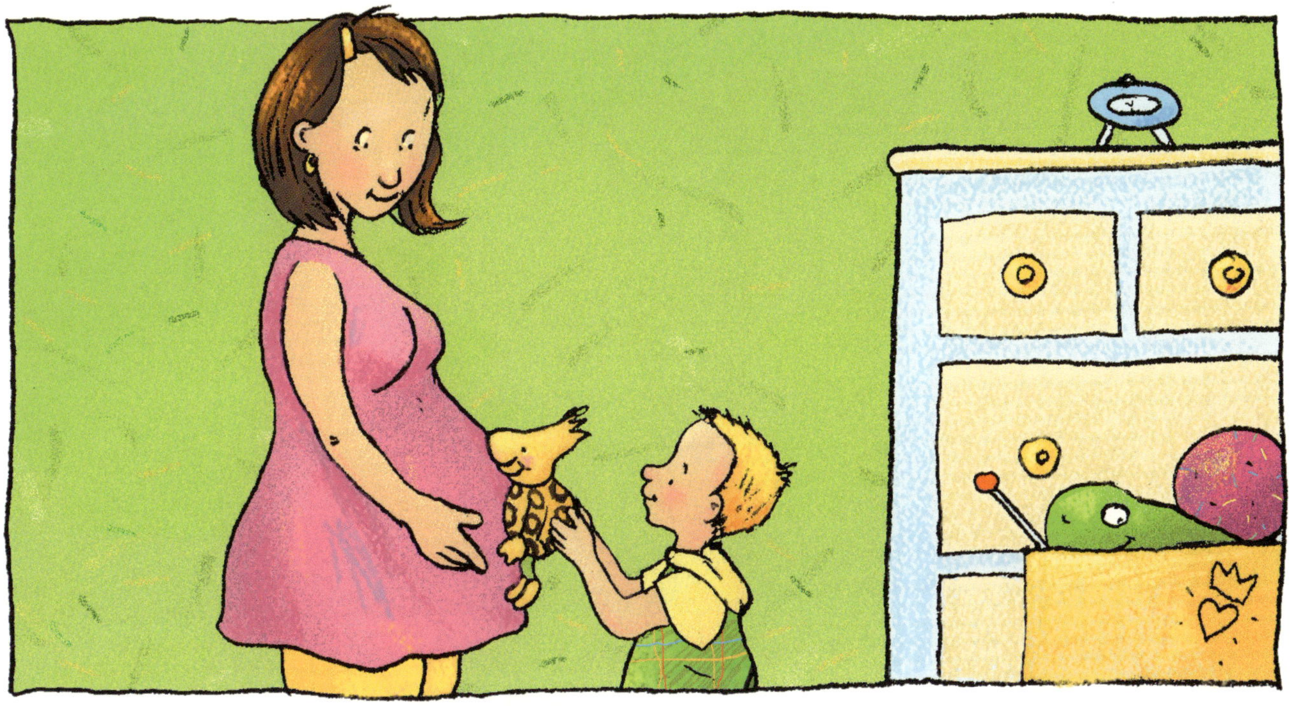

6. Monat

Wenn Meike und Olli Mamas Bauch streicheln, dann merkt das Baby das und gibt Klopfzeichen aus seiner Höhle. Es kann Stimmen hören. Wenn es laut knallt, kriegt es einen Schreck und zuckt zusammen. Manchmal trinkt es zu viel Wasser und bekommt einen Schluckauf.

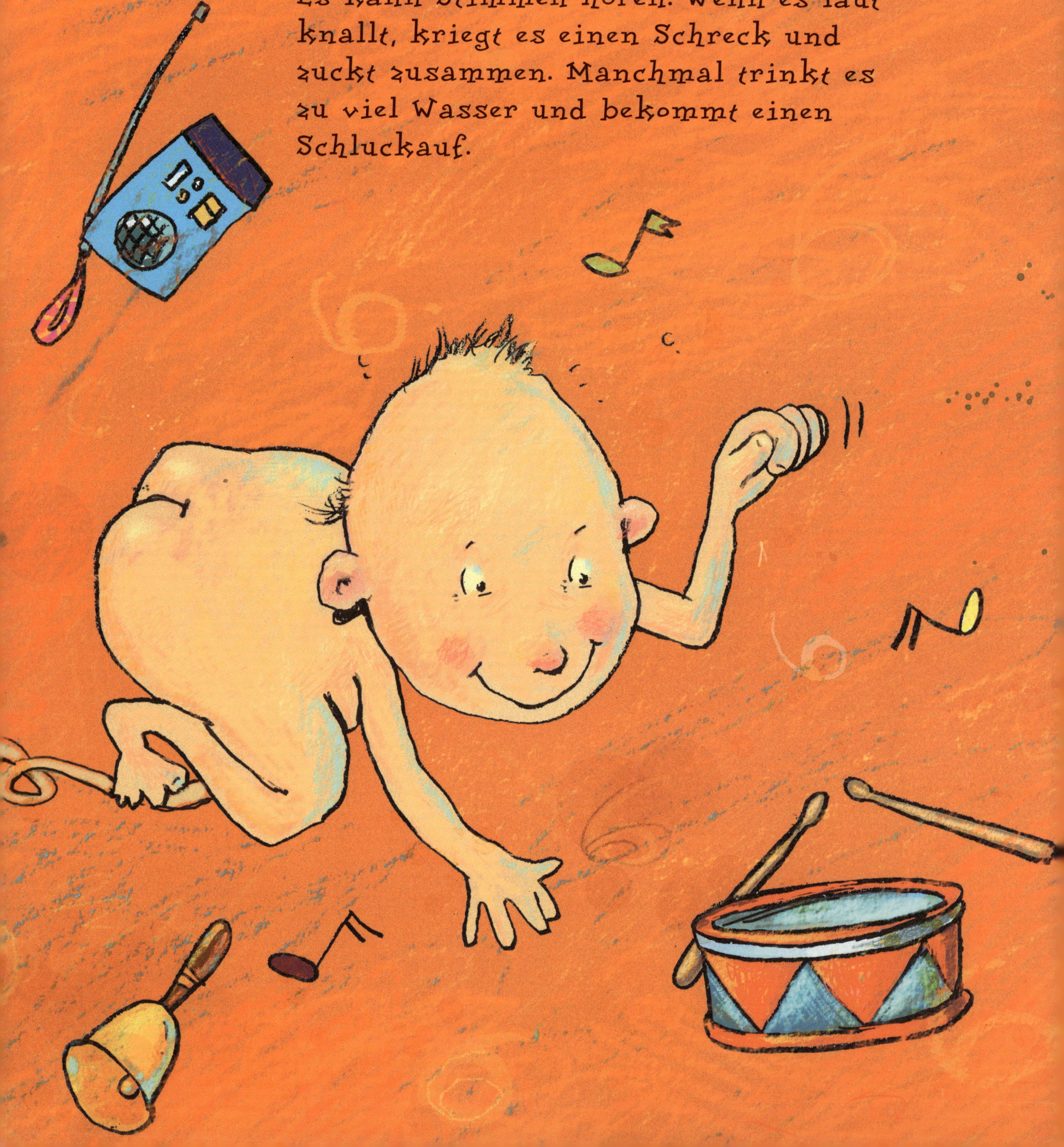

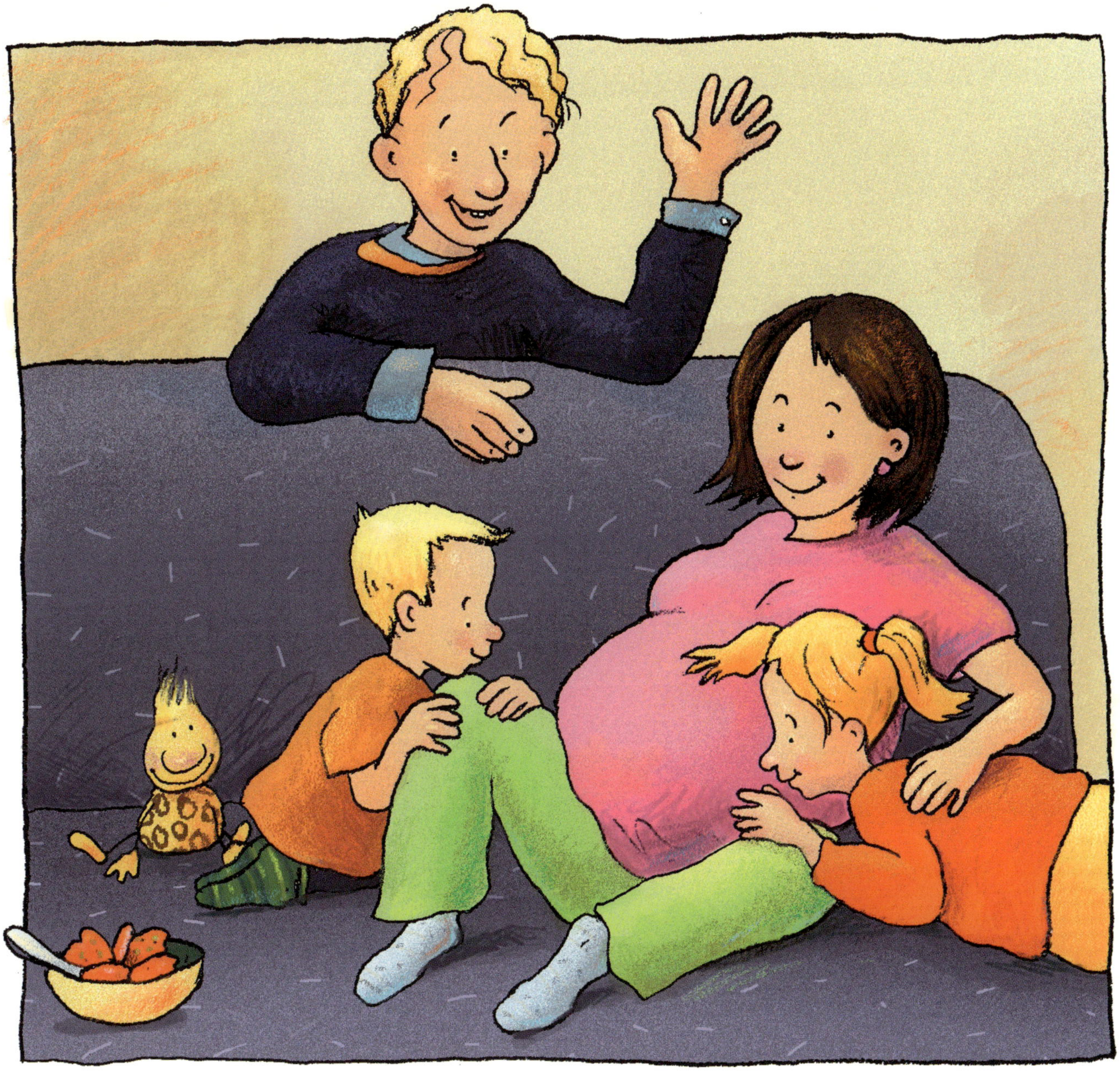

»Hallo, Knuffel, hörst du mich?«, fragt Meike einen Monat später und kuschelt sich an Mamas Bauch. Da spürt sie, wie Knuffel strampelt.
»Wir müssen einen Namen aussuchen«, sagt Papa. »Sonst heißt das Baby noch Knuffel, wenn es schon erwachsen ist. Einen Jungen könnten wir Fritz nennen. Wenn es ein Mädchen wird, könnte es Roswitha heißen.«
Meike, Olli und Mama sind entsetzt. Was Papa für einen komischen Geschmack hat! Sie kennen viel schönere Namen. Aber Papa bleibt stur.
Schließlich machen sie es so: Wenn es ein Junge wird, darf Papa den Namen aussuchen. Wenn es ein Mädchen wird, heißt es Marie, wie die anderen drei es wollen.

7. Monat

Jetzt kann das Baby schon sehen. Wenn die Sonne auf Mamas Bauch scheint, nimmt es einen roten Schimmer wahr.

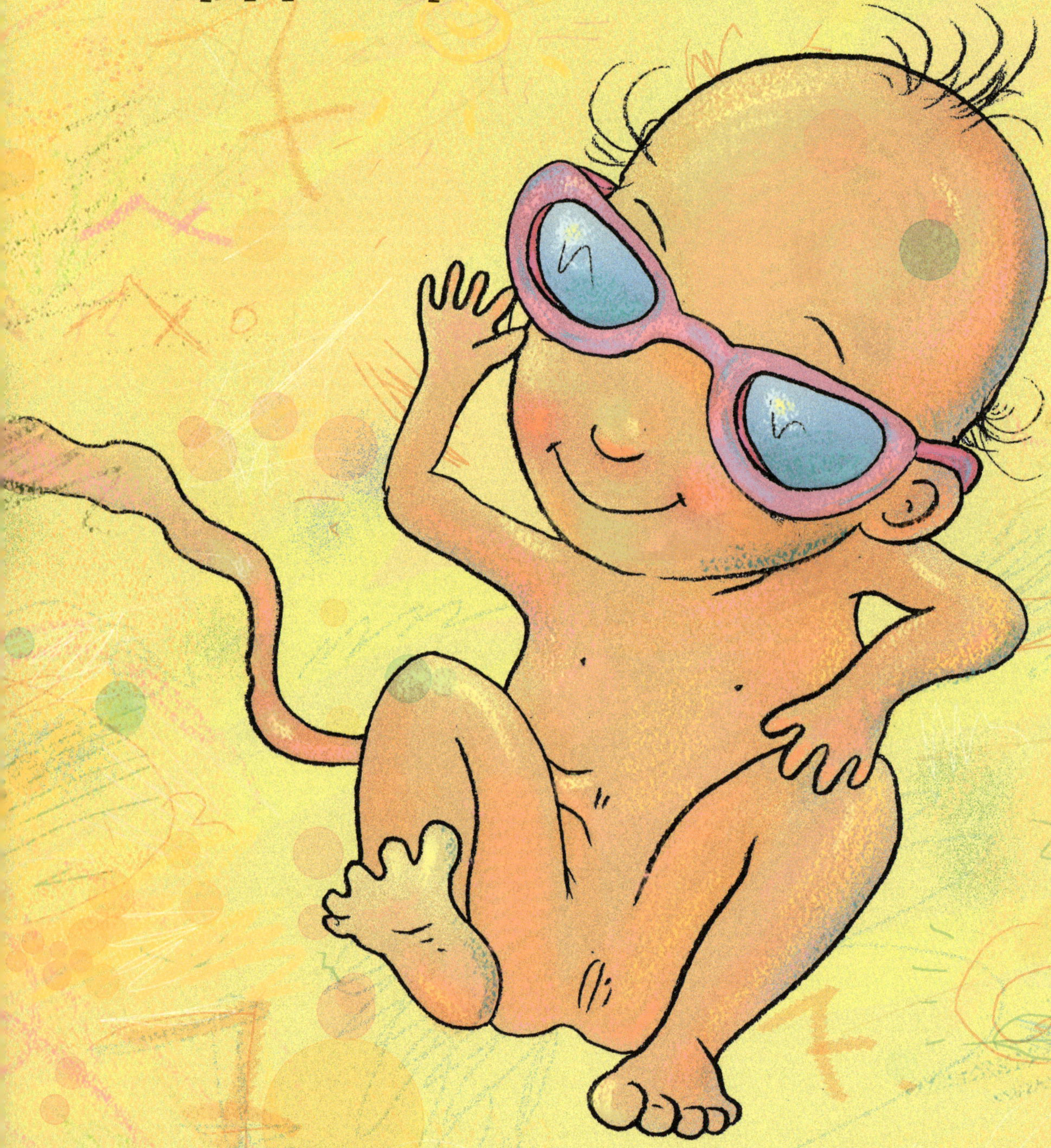

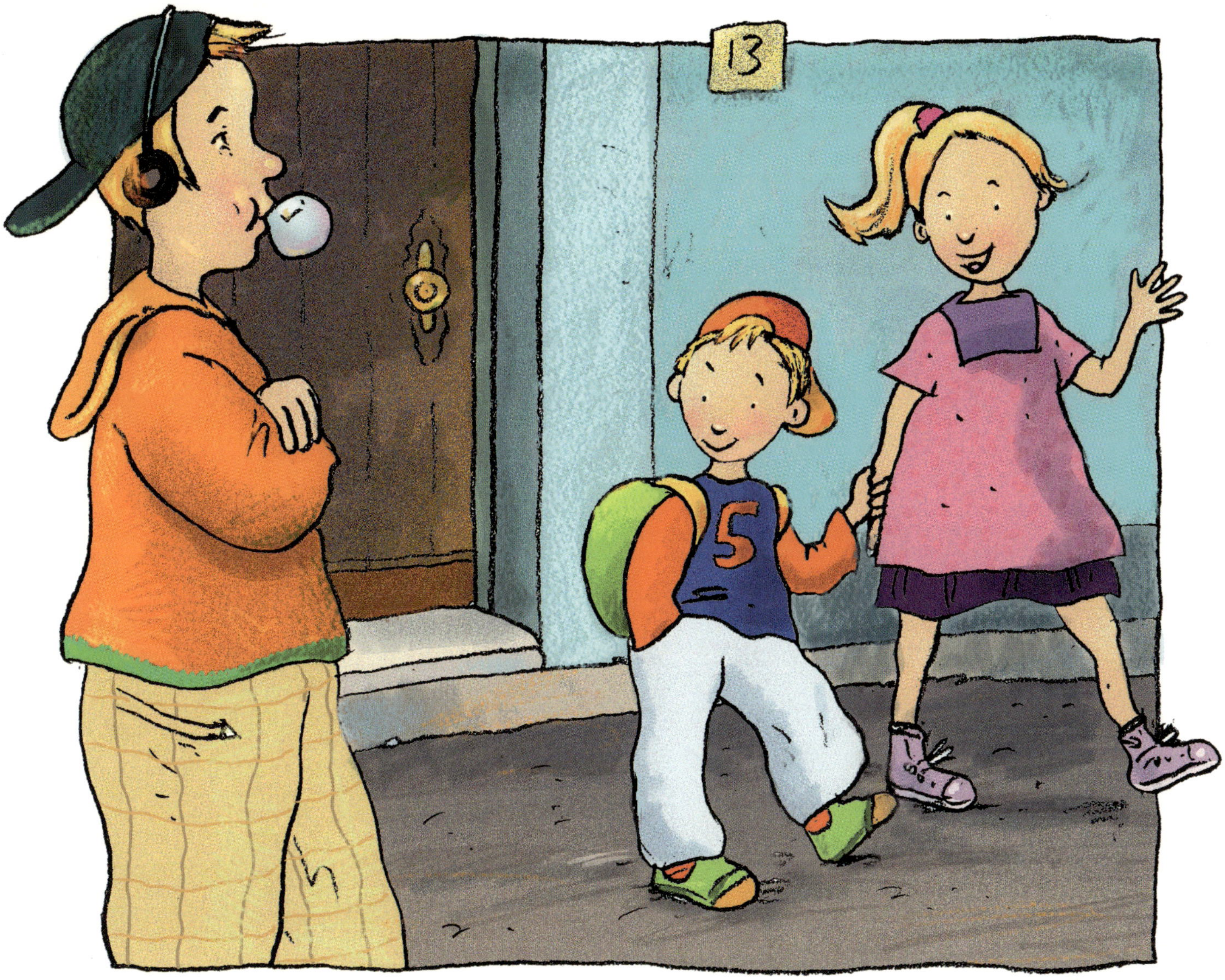

Weil Mama noch zum Arzt muss, holt Meike Olli vom Kindergarten ab. Normalerweise freut sich Olli sehr darüber. Aber heute sagt er keinen Pieps.

»Ist dir eine Laus über die Leber gelaufen?«, fragt Meike.

»Ich geh nicht mehr in den Kindergarten«, erklärt Olli.

»Haben Andi und Dennis dich wieder geärgert?«, fragt Meike.

Olli nickt.

Meike tröstet ihn: »Wenn das Baby erst mal da ist, sind wir zu dritt. Da kann uns keiner mehr was.«

»Ich wünsche mir einen großen, starken Bruder«, sagt Olli.

»Oder eine starke Schwester«, erwidert Meike.

»Ach nö«, sagt Olli, »Mädchen heulen immer.«

Als Meike ganz böse guckt, grinst Olli und dann müssen beide lachen.

8. Monat

Knuffel ist schon ziemlich groß. Er muss jetzt in der Hocke sitzen. Langsam wird es eng in seiner Höhle.

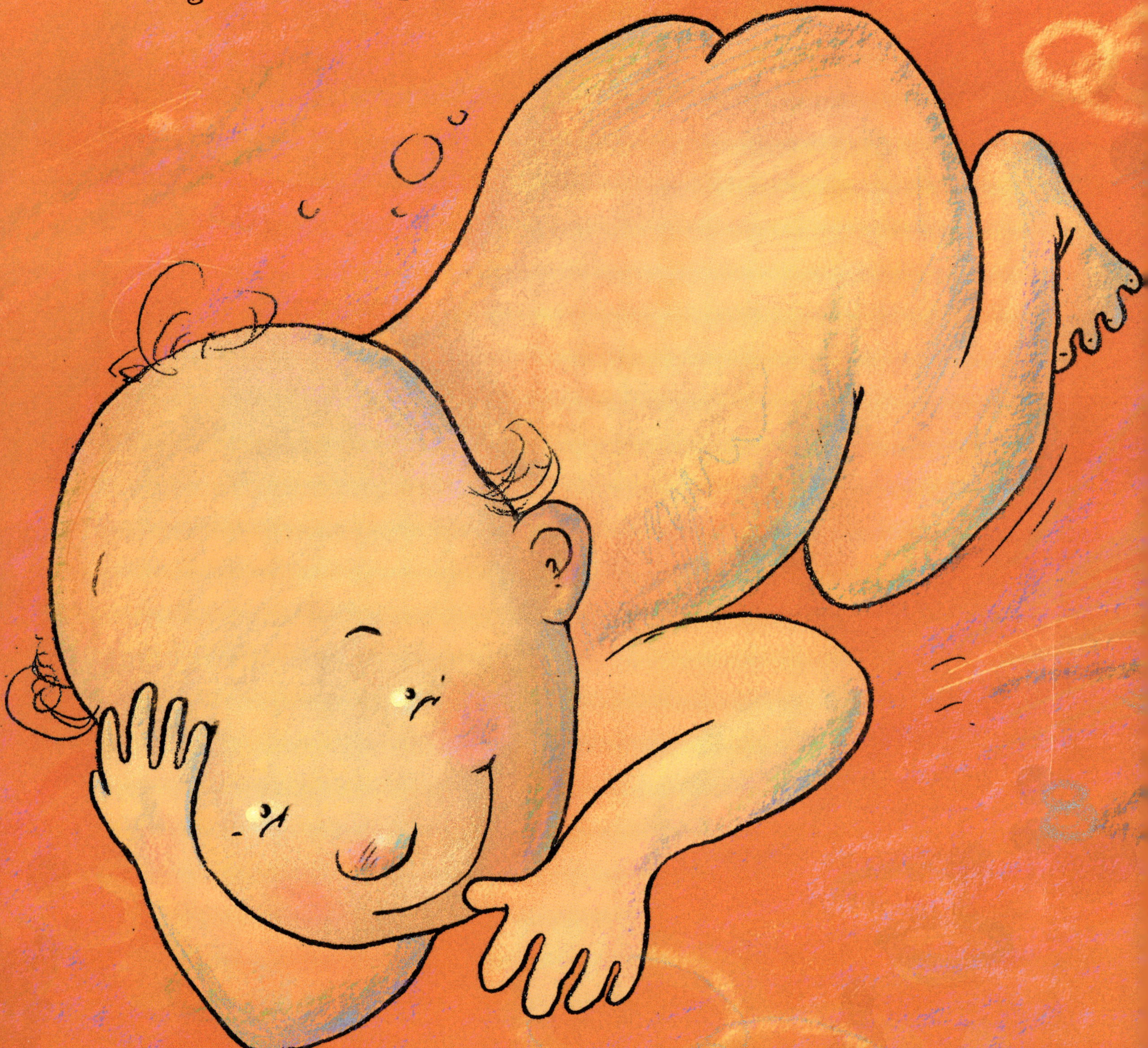

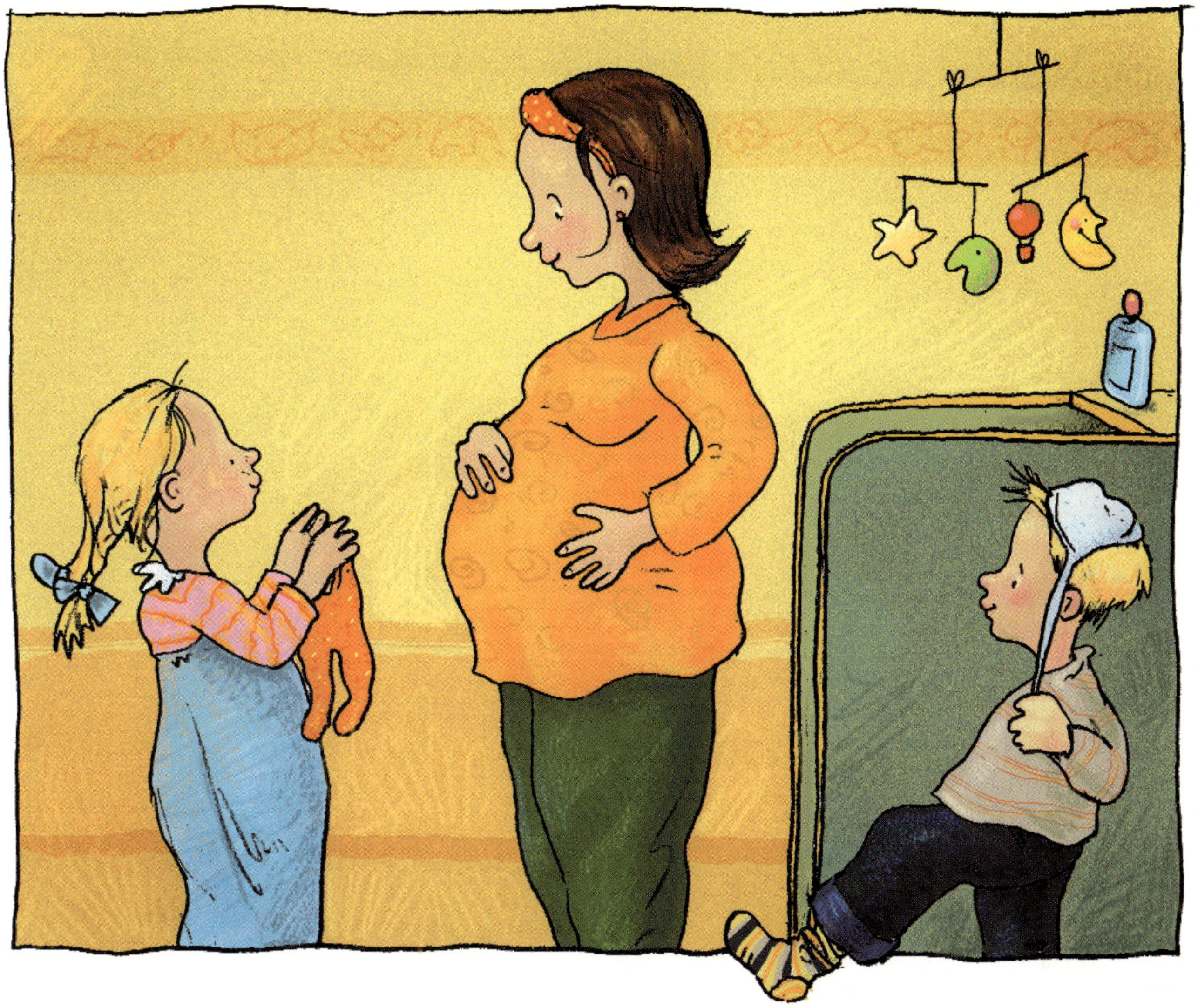

Einen Monat später hat Mama einen dicken Bauch und watschelt wie eine Ente. Und sie wird schnell müde.

»Könnt ihr mir mal helfen die Babywäsche in den Schrank zu räumen?«, bittet Mama. »Ich kann mich nicht mehr so gut bücken.«

»Klar«, ruft Olli und nimmt einen Strampelanzug aus dem Wäschekorb.

»Ach, ist der niedlich«, sagt Meike. »Kann ich den mal meinem Teddy anziehen.«

»Kommt nicht in Frage«, entgegnet Mama. »Das gehört alles dem Baby.«

»Ach bitte«, bettelt Olli. »Wir machen ja nichts schmutzig.«

Da ist Mama einverstanden. Alle drei spielen zusammen und Olli probiert eine Babymütze an.

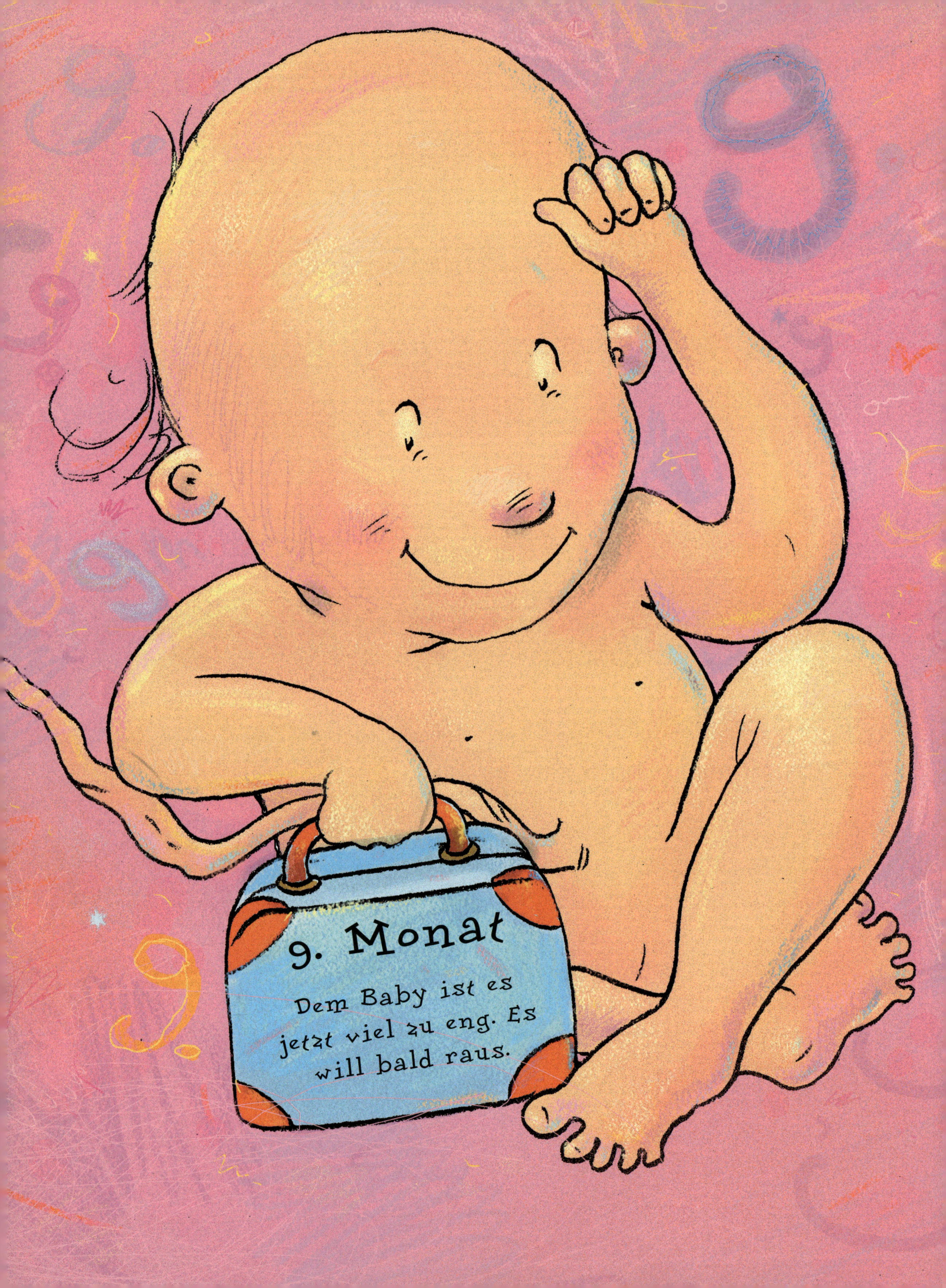
9. Monat
Dem Baby ist es jetzt viel zu eng. Es will bald raus.

»Dein Bauch ist ja so dick wie ein Luftballon«, meint Meike einen Monat später ganz besorgt. »Platzt der nicht, wenn das Baby geboren wird?«
»Nein«, beruhigt sie Mama. »Das Baby kommt zwischen meine Beinen aus der Spalte raus. Meinem Bauch passiert überhaupt nichts.«
Da wollen Meike und Olli auch Babys kriegen. Gleich macht sich Meike einen dicken Kissenbauch.
»Ich bin schon ganz gespannt, was es wird«, ruft Olli.
Meike bringt einen Teddyjungen, ein Sandmännchen und ein Kuschelkrokodilmädchen zur Welt.
Männer können keine Kinder kriegen, aber Olli will auch mal. »Sonst spiel ich nicht mehr mit!«

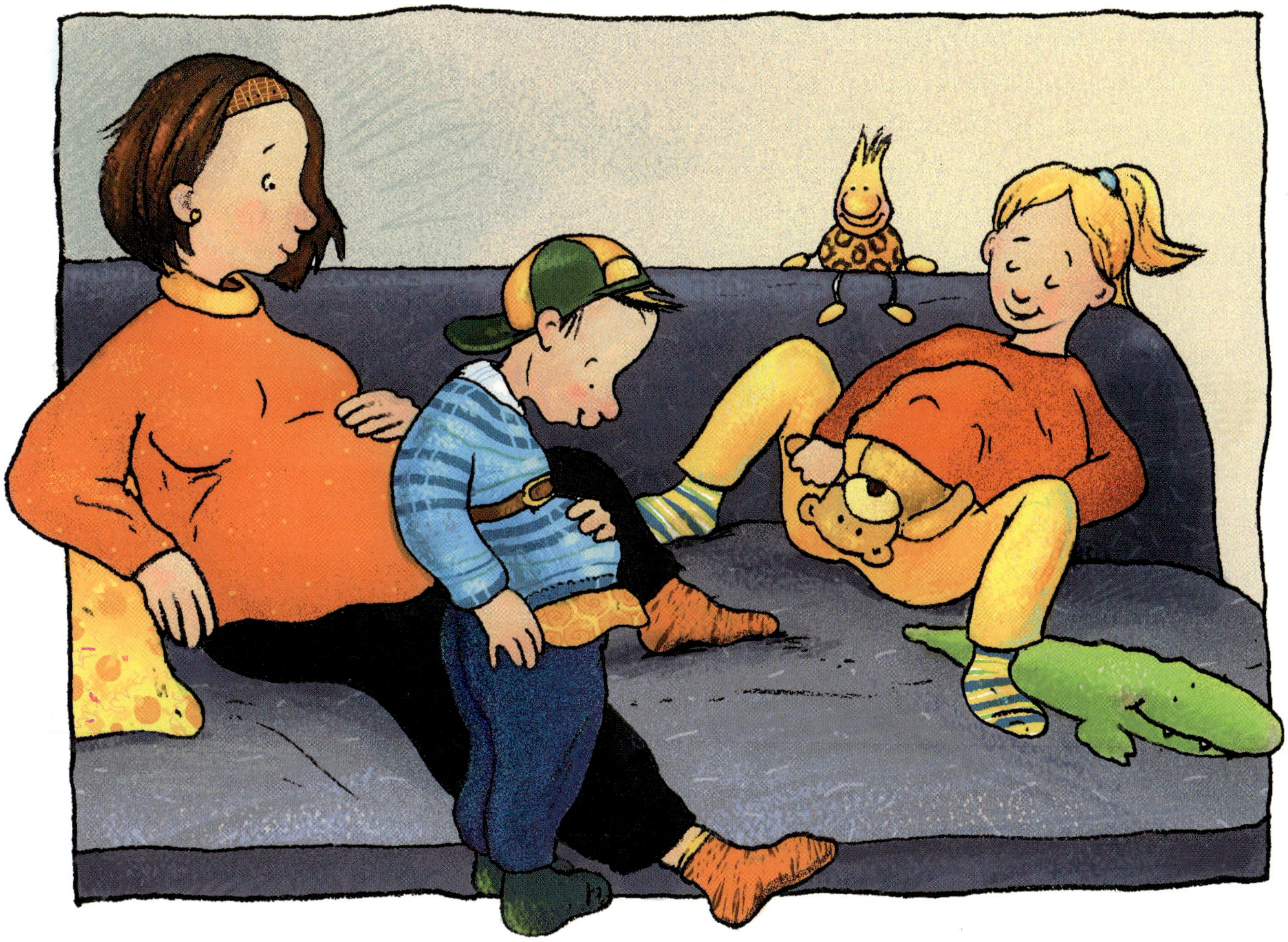

Auf einmal ist es so weit. Mama und Papa fahren ins Krankenhaus.
Oma bleibt bei Olli und Meike.
Es dauert nicht lange, da ist Mama wieder zu Hause. Und alle sind stolz auf das wundervolle kleine Baby.

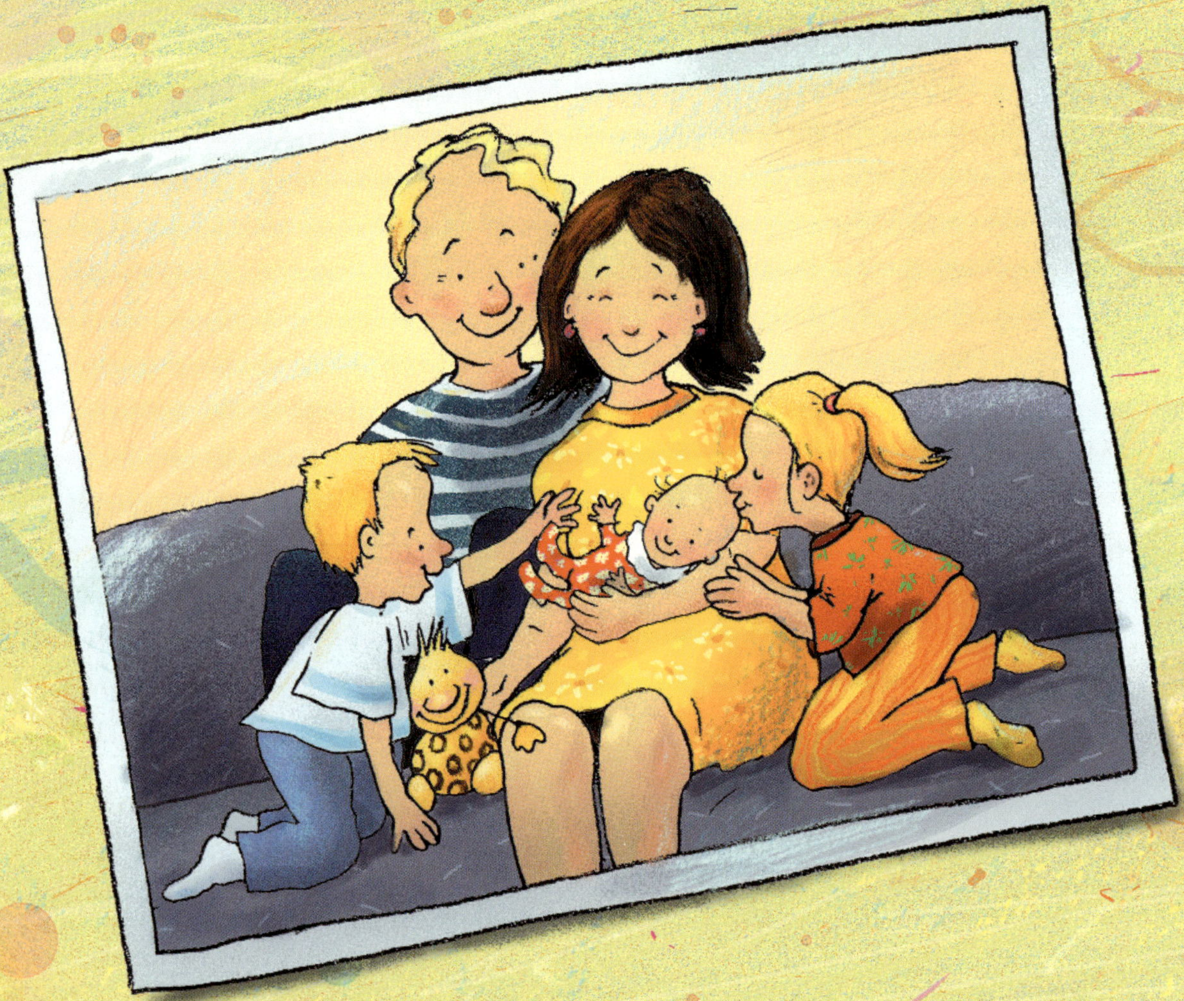